青光眼手术图谱

主编 （日）山本哲也

主译 徐 丽

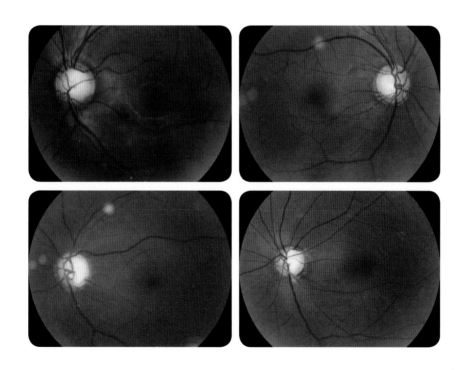

辽宁科学技术出版社

沈 阳

Shin ES NOW 3 Ryokunaisyo Shujutsu Korede Bacchiri!

Tetsuya Yamamoto 2010

Originally published in Japan in 2010 and all rights reserved

by MEDICAL VIEW CO., LTD.

Chinese (Simplified Character only) translation rights arranged through TOHAN CORPORATION, TOKYO.

图书在版编目（CIP）数据

青光眼手术图谱 /（日）山本哲也主编；徐丽主译. —沈阳：辽宁科学技术出版社，2017.7

ISBN 978-7-5591-0331-4

Ⅰ.①青…　Ⅱ.①山…　②徐…　Ⅲ.①青光眼—眼外科手术—图解　Ⅳ.①R779.6-64

中国版本图书馆CIP数据核字（2017）第146636号

出版发行：辽宁科学技术出版社
　　　　　（地址：沈阳市和平区十一纬路25号　邮编：110003）
印　刷　者：辽宁泰阳广告彩色印刷有限公司
经　销　者：各地新华书店
幅面尺寸：210mm×285mm
印　　张：9
插　　页：4
字　　数：300千字
出版时间：2017年7月第1版
印刷时间：2017年7月第1次印刷
责任编辑：郭敬斌
封面设计：袁　舒
版式设计：袁　舒
责任校对：李　霞

书　　号：ISBN 978-7-5591-0331-4
定　　价：98.00元

联系电话：024-23284363　337556045@qq.com
E-mail:guojingbin@126.com

编译者名单

主　编　（日）山本哲夫

岐阜大学大学院医学部研究所眼科教授

编　委　（日）江口秀一郎

江口眼科医院院长

（日）比森宫岛弘子

东京齿科大学水道桥医院眼科教授

（日）门之园一明

横滨市立大学附属市民医疗中心医院眼科教授

主　译　徐　丽

副主译　刘　驰　李若溪

参　译　徐　丽　陈静己　朱洪丽

在眼科前辈们的不断努力下，眼科手术技术突飞猛进地发展。但是医学是不断进步的科学，需要我们继续努力完善、提高。手术治疗与药物治疗不同，术者的手术技术往往决定手术的效果，而且手术中各种状况都可能发生，从来没有百分之百安全的手术。因此手术前的准备，特别是术者的熟练程度高低是决定手术成败的主要原因之一。真可以说是"台上一分钟，台下十年功"。

出版本书，就是想和大家共同学习和分享先进的技术和经验：

（1）详尽解说每一个步骤、术式。

（2）采用丰富的彩图，希望做到看图说话。

（3）分步精心细致解说标准的眼科手术名称。

本书不是生硬的手术教科书，希望做到简单易懂，还考虑到实用性，便于初学者掌握，哪怕明天就要上手术台，今天翻看一下也是会有帮助的。而对于已经有一定经验的术者，在手术室休息时阅读也很不错。同时可以了解其他的术者如何做手术，取其精华，去其糟粕。茶余饭后随手阅读也会有一定帮助。

每个术者都有自己独当一面的手术技巧和方式。因此，本书只是作为参考和指导。笔者有幸参考有丰富经验的术者的手术心得，再加上不断磨炼自身的技能，与同行们一同努力提升手术水平，才能使手术技巧达到登峰造极的境界。

山本哲也

江口秀一郎

比森宫岛弘子

门之园一明

序

恭喜《青光眼手术图谱》的出版！希望大家踊跃购买并阅读！

我虽然也做青光眼手术，并且也掌握一定的技巧，但是与白内障手术比较，我还是喜欢后者。因为白内障手术可以使患者迅速复明，青光眼不同于白内障、玻璃体视网膜手术，往往得不到患者的认可。但是大多数青光眼患者是需要我们手术治疗的，因此与其他眼科手术比较，青光眼手术往往更有成就感、使命感：只有经过我们精心的青光眼手术，才能给患者一个明亮的未来。一想到这点，我们就会有信心和兴趣去学习和提高青光眼手术水平。

通过本书详细的答疑解惑，再加上眼科医生们的仔细学习、阅读，我相信大家一定会受益匪浅。当然，有些同道对于本书所描述的内容也会有不同看法，不同术者会采用不同术式。但是学有所长，通过阅读本书，读者得到专家们的建议和秘诀，也是很好的学习机会。况且本书里随处可见大师们也经常疑惑的地方。通过参考大师们的处理方法，来提升自己的水平，确实是条捷径。例如，如果在小梁切除手术中遇到巩膜瓣深浅不一的时候，如何通过改变巩膜缝线的位置来预防手术后的眼压、前房深度的变化以及并发症的出现。许多经验性的说明用一张图就解释得清清楚楚，一目了然。本书通过应用大量的图解说明，可以使大家方便阅读。

本书包含了小梁切除术、小梁切开术等现代代表性手术的手术步骤、术中并发症处理、术后管理要点等。虽然手术适应证也是手术技巧和术后管理的重要环节，但是本书并没有加以涉猎，大家可以参考其他相关书籍。

手术技术不是科学，是由多个方面组成的技能。就像一个画家一样，即使再高明的画家也不是每幅作品都精彩。F1赛车手在公路上开赛车就易出交通事故。所以说，选择适合自身的手术是非常必要的，本书也是一样，不是说按照书上说的方法做就会百分之百成功，应该把本书作为参考，形成适合自己的手术技巧才是重要的。

2010年2月

山本哲也

执笔者一览

● 主编

山本哲也　　　岐阜大学大学院医学系研究科眼科学教授

● 执笔者（按目录顺序）

北　善幸　　　東邦大学医療センター大橋病院眼科講師

富田剛司　　　東邦大学医療センター大橋病院眼科教授

福地健郎　　　新潟大学大学院医歯学総合研究科視覚病態学講師

田中隆之　　　新潟大学大学院医歯学総合研究科視覚病態学

相原　一　　　東京大学大学院医学系研究科外科学専攻感覚運動機能医学講座眼科学講師

狩野　廉　　　大阪厚生年金病院眼科緑内障担当部長

友寄絵厘子　　琉球大学医学部附属病院眼科

酒井　寛　　　琉球大学医学部附属病院眼科講師

木内貴博　　　筑波大学大学院疾患制御医学専攻眼科学講師

山本哲也　　　岐阜大学大学院医学系研究科眼科学教授

吉冨健志　　　秋田大学大学院医学系研究科医学専攻病態制御医学系眼科学教授

青山裕美子　　岐阜大学大学院医学系研究科眼科学講師

黒田真一郎　　永田眼科院長

溝上志朗　　　愛媛大学大学院医学系研究科視機能外科学講師

稲谷　大　　　熊本大学医学部附属病院眼科講師

野中淳之　　　京都大学大学院医学研究科眼科学

木内良明　　　広島大学大学院医歯薬総合研究科視覚病態学教授

谷戸正樹　　　島根大学医学部眼科学講師

川瀬和秀　　　岐阜大学大学院医学系研究科眼科学准教授

森　和彦　　　京都府立医科大学大学院医学研究科視覚機能再生外科学講師

千原悦夫　　　千照会　千原眼科医院院長

本书用连续的彩色图例，对手术的标准、技巧进行通俗易懂的解说。

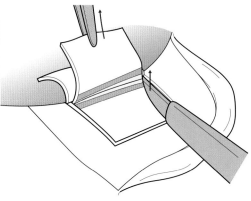

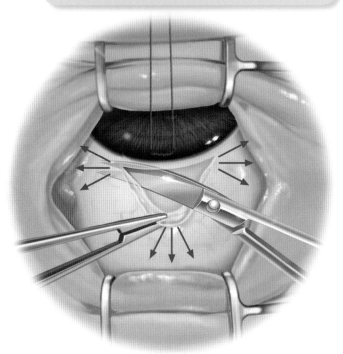

解说各术式中必须注意的要点、器械的使用方法等。

本书有以下3个小贴士。

天堂与地狱：地狱篇	个人推荐	秘诀
○○○○○○○○○○○○ ○○○○○○○○○○○○ ○○○○○○○○○○○○ ○○○○○○○○○○○○ ○○○○○○○○○○○○	○○○○○○○○○○○○ ○○○○○○○○○○○○ ○○○○○○○○○○○○ ○○○○○○○○○○○○ ○○○○○○○○○○○○	☞○○○○○○○○○○ ○○○○○○○○○○○○ ○○○○○○○○○○○○ ○○○○○○○○○○○○ ○○○○○○○○○○○○
描述手术中令人惊心动魄的体验（地狱篇）或者柳暗花明的经历（天堂篇）。	不同术者喜欢的手术器械和相关仪器。	描述青光眼手术的关键点。

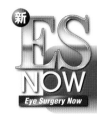

Ⅱ　小梁切开术

I

小梁切除术

1. 必备的局部解剖知识

北　善幸
东邦大学医学中心大桥医院眼科讲师

富田刚司
东邦大学医学中心大桥医院眼科教授

按照小梁切除术的通常顺序来说明局部解剖。

结膜和Tenon囊

❶ 结膜的各个部位

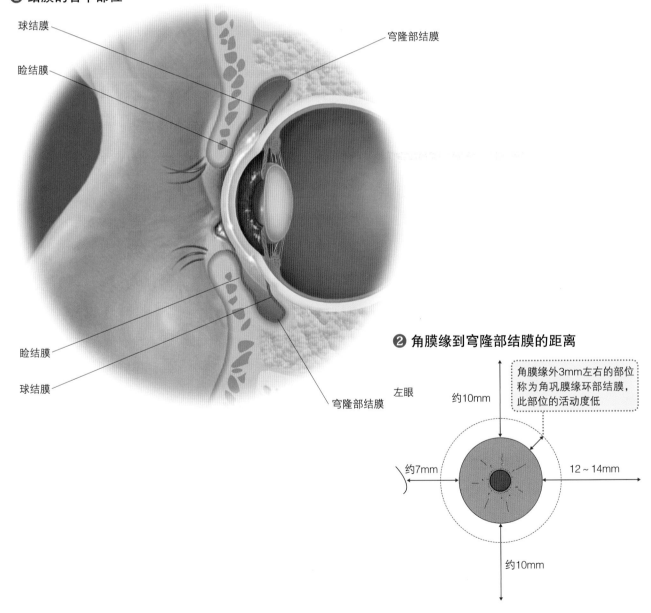

球结膜
睑结膜

穹隆部结膜

睑结膜
球结膜

穹隆部结膜

❷ 角膜缘到穹隆部结膜的距离

左眼

约10mm

角膜缘外3mm左右的部位称为角巩膜缘环部结膜，此部位的活动度低

约7mm

12~14mm

约10mm

❸ 结膜和Tenon囊

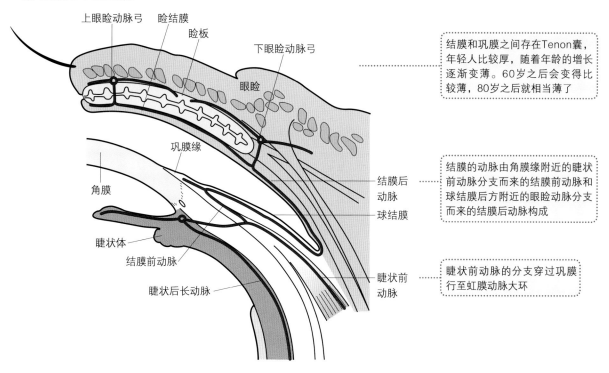

上眼睑动脉弓　睑结膜
睑板
下眼睑动脉弓
眼睑

巩膜缘

角膜

睫状体
结膜前动脉
睫状后长动脉

结膜后动脉
球结膜
睫状前动脉

结膜和巩膜之间存在Tenon囊，
年轻人比较厚，随着年龄的增长
逐渐变薄。60岁之后会变得比
较薄，80岁之后就相当薄了

结膜的动脉由角膜缘附近的睫状
前动脉分支而来的结膜前动脉和
球结膜后方附近的眼睑动脉分支
而来的结膜后动脉构成

睫状前动脉的分支穿过巩膜
行至虹膜动脉大环

巩膜

巩膜由外到内分为巩膜表层、巩膜基质层和棕黑色板层。

❹ 巩膜厚度　　　　　　　　　　　　**❺ 角膜缘到直肌附着点的距离**

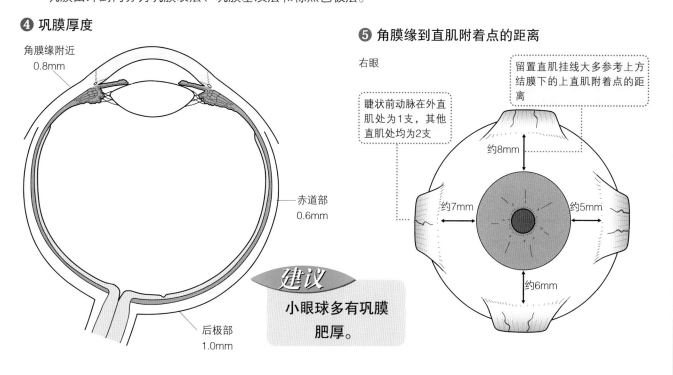

角膜缘附近
0.8mm

赤道部
0.6mm

后极部
1.0mm

建议

小眼球多有巩膜
肥厚。

右眼

留置直肌挂线大多参考上方
结膜下的上直肌附着点的距
离

睫状前动脉在外直
肌处为1支，其他
直肌处均为2支

约8mm

约7mm　　　约5mm

约6mm

❻ 外科的角膜缘

为表面青灰色的部分，延续至巩膜的白色部分。外科的角膜缘在12点和6点位最宽，3点和9点位最窄

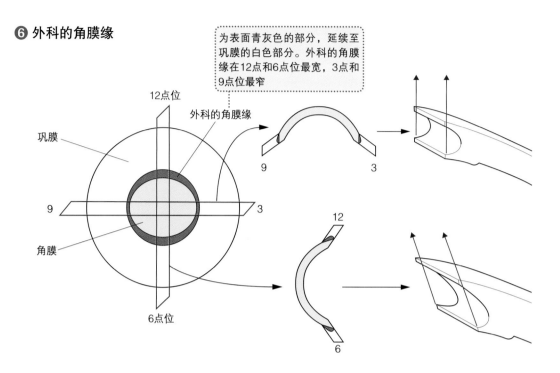

巩膜

12点位

外科的角膜缘

9

3

角膜

6点位

9   3

12

6

❼ 角巩膜缘附近的解剖

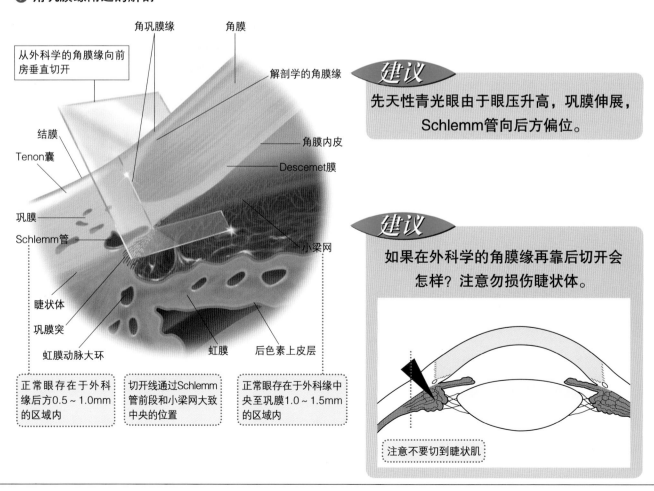

从外科学的角膜缘向前房垂直切开

角巩膜缘   角膜

解剖学的角膜缘

结膜

Tenon囊

角膜内皮

Descemet膜

巩膜

Schlemm管

小梁网

睫状体

巩膜突

虹膜动脉大环   虹膜   后色素上皮层

正常眼存在于外科缘后方0.5~1.0mm的区域内

切开线通过Schlemm管前段和小梁网大致中央的位置

正常眼存在于外科缘中央至巩膜1.0~1.5mm的区域内

建议

先天性青光眼由于眼压升高，巩膜伸展，Schlemm管向后方偏位。

建议

如果在外科学的角膜缘再靠后切开会怎样？注意勿损伤睫状体。

注意不要切到睫状肌

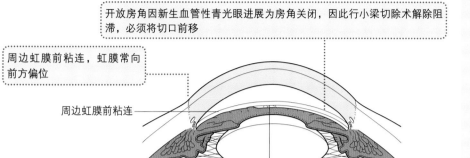

开放房角因新生血管性青光眼进展为房角关闭，因此行小梁切除术解除阻滞，必须将切口前移

周边虹膜前粘连，虹膜常向前方偏位

周边虹膜前粘连

房角新生血管

❾ 房角的解剖及所见比较

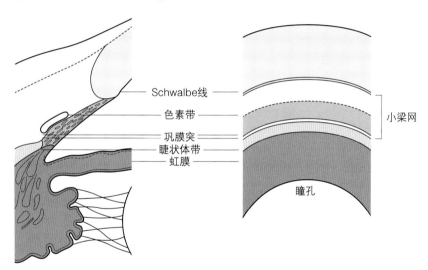

Schwalbe线

色素带

巩膜突

睫状体带

虹膜

小梁网

瞳孔

⑩ 前节OCT SS-1000（TOMEY）所示房角

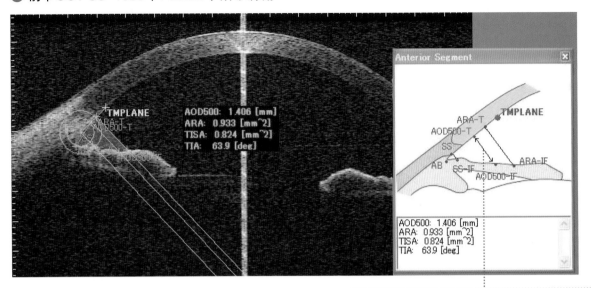

获得术前前房参数如 AOD500（角膜内皮面距巩膜突500μm点到虹膜前表面的垂直距离）

前房

　　使用前节OCT可以便利地获得⑪中的图像，也有助于获得窄房角的图像。

⑪ 前房深度（SS-1000）

前节OCT所得前房深度的平均值为（2.42±0.34）mm。闭角型青光眼前房浅，为（1.89±0.34）mm

前房容积：20～30岁的正常人约200μL，60～70岁约140μL

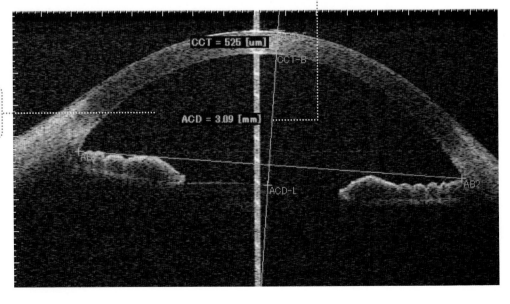

建议

窄房角病例行小梁切除术时，为防止小梁切除部位的虹膜嵌顿，应适度扩大切除周边虹膜。

⑫ 虹膜外观

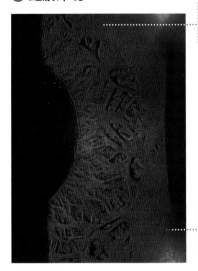

虹膜卷缩轮。最厚的部分,虹膜动脉小环在此走行

虹膜的最周边部为虹膜根部,虹膜动脉大环在此走行

⑬ 虹膜动脉

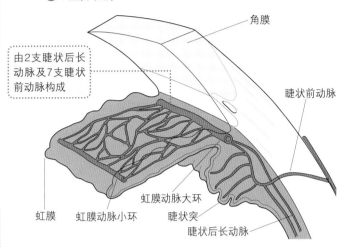

角膜

由2支睫状后长动脉及7支睫状前动脉构成

睫状前动脉

虹膜　虹膜动脉小环　虹膜动脉大环　睫状突　睫状后长动脉

行周边虹膜切除时应避免损伤虹膜动脉大环

秘诀

☞熟练掌握解剖!

　　并不仅限于青光眼手术,手术能够顺利地进行固然好,然而术中遇到问题时(比如找不到Schlemm管!),如果不能熟知解剖结构就很难做到术中恢复。初学者术中遇到困难很容易引起恐慌心理,虽然有上级医师作为助手最终也能够完成手术,但也只有在熟练理解和掌握解剖的基础上,才能够真正达成自身的进步。

2. 标准术式概览

福地健郎
新潟大学大学院医学部口腔综合研究所视觉疾病科讲师

田中隆之
新潟大学大学院医学部口腔综合研究所视觉疾病科

小梁切除术的手术方法大致相同。结膜瓣的制作有角膜缘部基底法和穹隆部基底法，巩膜瓣的大小和形状可以是多种多样的。最终都需要结合各种手术技巧，全面地设计手术。当然，这与术后管理也紧密相关，根据不同的手术选择不同的激光拆线时机和拆线顺序。首先要理解并实践基本的术式，根据自己的经验、理论与战略改良自己的小梁切除术。

❶ 结膜瓣制作（角膜缘部基底法）

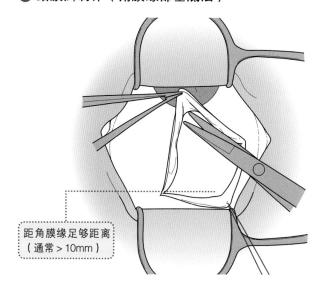

距角膜缘足够距离
（通常 > 10mm）

❷ 结膜瓣制作（穹隆部基底法）

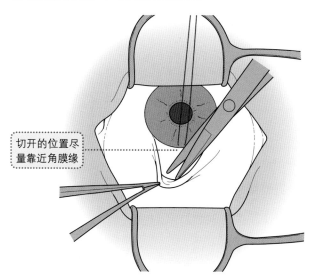

切开的位置尽量靠近角膜缘

❸ 巩膜瓣制作

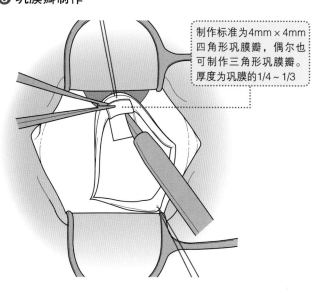

制作标准为4mm×4mm四角形巩膜瓣，偶尔也可制作三角形巩膜瓣。厚度为巩膜的1/4～1/3

❹ MMC浸泡

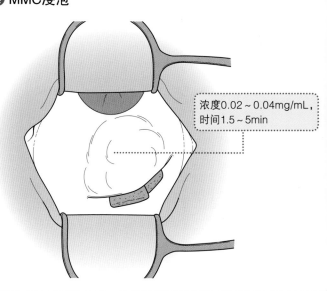

浓度0.02～0.04mg/mL，时间1.5～5min

❺ 小梁网切除

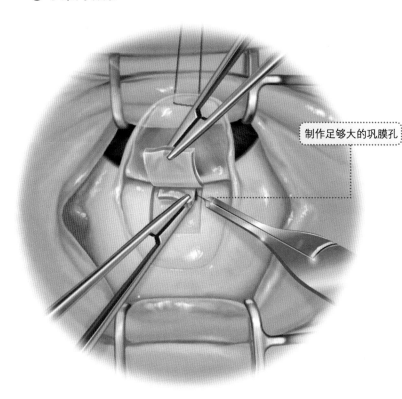

制作足够大的巩膜孔

❻ 虹膜切除

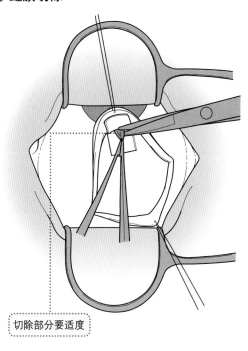

切除部分要适度

❼ 巩膜瓣缝合

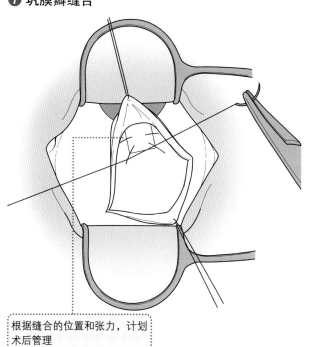

根据缝合的位置和张力,计划
术后管理

❽ 结膜缝合

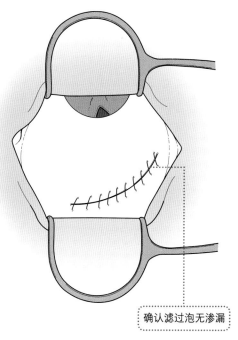

确认滤过泡无渗漏

3. 抗代谢药物的应用

田中隆之
新潟大学大学院医学部口腔综合研究所视觉疾病科

福地健郎
新潟大学大学院医学部口腔综合研究所视觉疾病科讲师

MMC

现在，应用于小梁切除术的抗代谢药物有丝裂霉素C（MMC）和5-FU（5-氟尿嘧啶）。严格来说，5-FU可拮抗嘧啶代谢，特异性作用于DNA合成期（S期）抑制细胞增殖，可称之为抗代谢药物；MMC通过烷化形成DNA链间交联/阻碍DNA的复制，可作用于细胞周期的各个点来抑制细胞增殖，并非严格意义上的抗代谢药物。

MMC是来源于Streptomyces caespitosus的抗肿瘤性抗生素，在眼科领域原是以点眼给药方式用于预防翼状胬肉复发。1986年，中国台湾的Chen首次报道了将MMC用于小梁切除术，因其使用简便和较少的角膜损害，使其代替5-FU成为现在的主流。

MMC的使用大大提高了小梁切除术的成功率，另一方面，滤过泡感染的风险也有所增加。MMC有很强的眼毒性，在使用时一定要万分注意。

MMC溶液制备

本篇介绍MMC的一般使用方法。

将MMC 1A（2mg）（❶）溶于5~10mL蒸馏水，制备0.02%~0.04%的溶解液。

术前，将MQA或海绵剪切成合适大小，浸泡MMC溶液，置于无菌托盘内备用（❷）。

❶ MMC

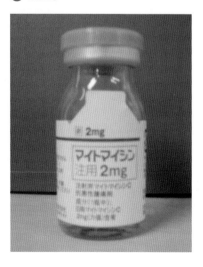

❷ MQA浸泡MMC

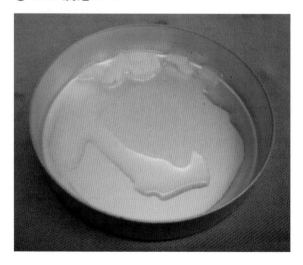

MMC浸泡

　　MMC浸泡应在眼内开口前进行。即在制作巩膜瓣后进行。

　　另外，在制作巩膜瓣之后制作双重瓣时，白内障联合手术应于白内障手术术前浸泡MMC（接触葡萄膜会引起炎症或水肿或角膜内皮障碍）。

　　海绵小片应先置于巩膜瓣下，将巩膜瓣复位，再放置于巩膜瓣上及裸露的巩膜上（❸，❹）。

　　之后，尽可能将海绵小片留置于剥离的Tenon囊下，覆盖结膜留置3~5min（❺）。

❸ 巩膜瓣下放置海绵小片

使用MMC专用镊子

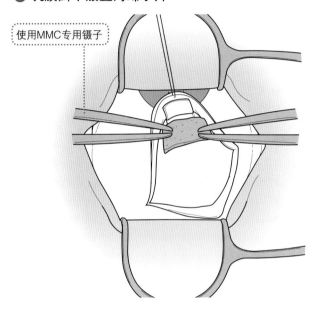

❹ 置于巩膜瓣上，裸露的巩膜上

防止结膜损伤，尽可能置于Tenon囊下

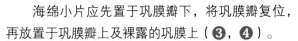
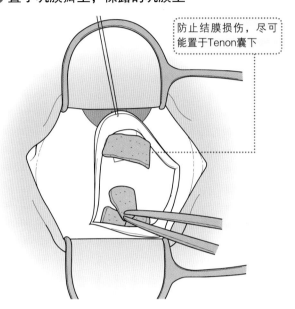

❺ 将结膜复位

可推测术后滤过泡的形态

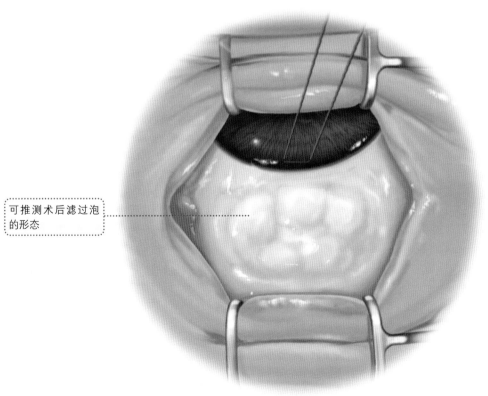

MMC洗净

　　将留置的海绵小片除去。应确认留置的棉片数量，不要残留（要注意Tenon囊下可能残留断片 ❻）。

　　特别是选择缘部切口时要确认穹隆部无残留（❼）。

　　充分洗净避免MMC残留，用200～250mL生理盐水冲洗整个术野（❽）。

　　将附着MMC的手术器械从手术野中拿走。

❻ MQA除去

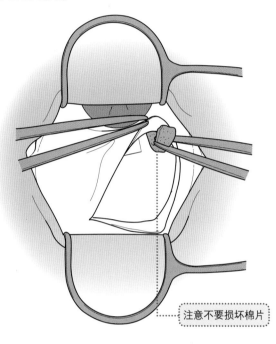

注意不要损坏棉片

❼ 确认穹隆部无残留

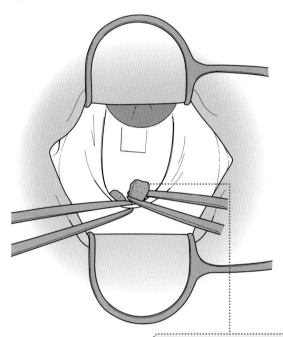

用镊子确认Tenon囊深部无残留

❽ MMC洗净

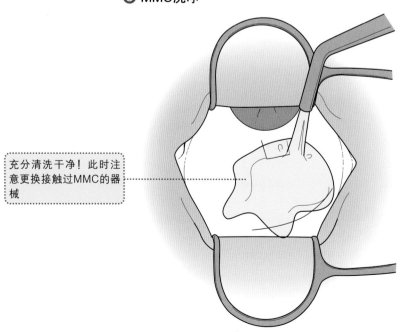

充分清洗干净！此时注意更换接触过MMC的器械

结膜下注射5-FU

虽然现在使用得越来越少，对于再次手术病例以及术后瘢痕化严重的病例有确切效果。

由于其具有很强的角膜上皮毒性，使用时要多加注意。

使用1mL注射器抽取5-FU原液0.1mL（5mg）（❾），准备27G或30G针头。

表面麻醉后，开睑器撑开术眼，在显微镜下用无钩镊子轻提滤过泡对侧结膜，将0.1mL 5-FU注射于结膜下（❿）。

用足量生理盐水洗净，避免残留。如有残留，则会发生弥漫性角膜损伤或迁延性上皮缺损等严重并发症（⓫，⓬）。

❾ 5-FU原液

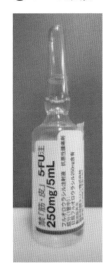

❿ 显微镜下进行结膜下注射

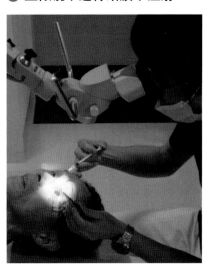

⓫ 并发症　弥漫性角膜损伤

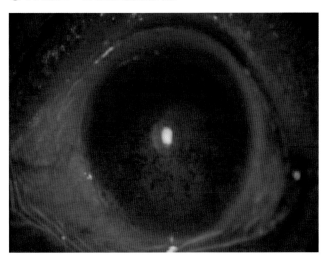

⓬ 并发症　迁延性上皮缺损

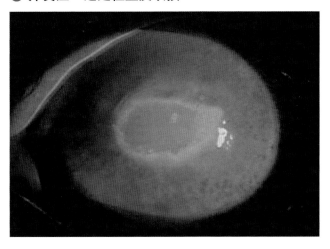

4. 结膜切开及缝合

相原 一

东京大学大学院医学部外科学感觉运动机能学研究所眼科学讲师

结膜切开及缝合是影响术后滤过泡形成的关键。应注意以下3点：结膜无裂孔、避免出血、滤过泡不渗漏。

小梁切除术的结膜切开常用方法有2种，按照手术流程以图解的方式分别介绍。以穹隆部为基底的缘部切开法中，根据缘部保留结膜与不保留结膜的缝合方法也以图解分别说明。

麻醉方法

在表麻下切开，也可行Tenon囊下注射，需在确认结膜愈合能力和脆弱程度的基础上，在计划切开的部位进行结膜下注射。

结膜切开

若非必要，尽量不要夹持结膜。使用无齿镊子夹持结膜，使用有齿镊子夹持Tenon囊。切开结膜后应充分剥离Tenon囊暴露术野，要注意直肌附着处附近术野受限，行Tenon囊剥离时易出血。

结膜缝合

用无齿镊子夹持结膜以10-0号圆针缝合。圆针缝合结膜不易产生裂孔。为防止滤过泡渗漏，避免单纯缝合结膜，应将结膜与Tenon囊或巩膜交替缝合。

● 以穹隆部为基底的结膜切开

❶ 结膜下注射

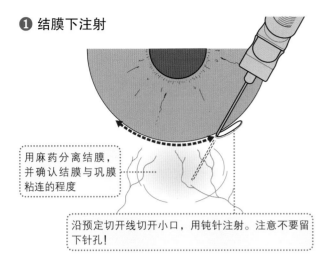

用麻药分离结膜，并确认结膜与巩膜粘连的程度

沿预定切开线切开小口，用钝针注射。注意不要留下针孔！

❷ 结膜切开（缘部不保留结膜）

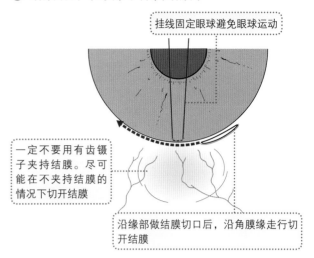

挂线固定眼球避免眼球运动

一定不要用有齿镊子夹持结膜。尽可能在不夹持结膜的情况下切开结膜

沿缘部做结膜切口后，沿角膜缘走行切开结膜

❸ 结膜切开（缘部保留结膜）

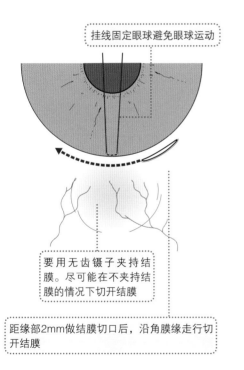

挂线固定眼球避免眼球运动

要用无齿镊子夹持结膜。尽可能在不夹持结膜的情况下切开结膜

距缘部2mm做结膜切口后，沿角膜缘走行切开结膜

❹ 结膜下Tenon囊剥离

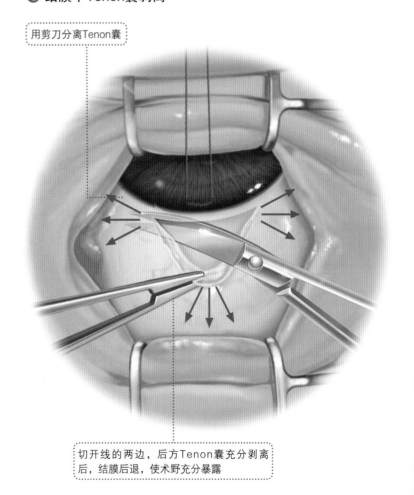

用剪刀分离Tenon囊

切开线的两边，后方Tenon囊充分剥离后，结膜后退，使术野充分暴露

❺ 追加放射状切开

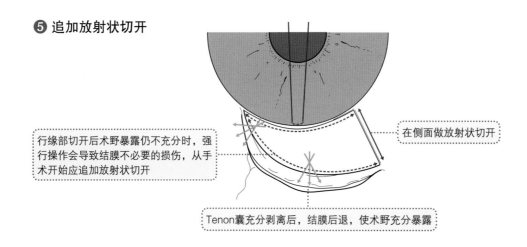

行缘部切开后术野暴露仍不充分时，强行操作会导致结膜不必要的损伤，从手术开始应追加放射状切开

在侧面做放射状切开

Tenon囊充分剥离后，结膜后退，使术野充分暴露

❻ 结膜缝合（缘部不保留结膜①）

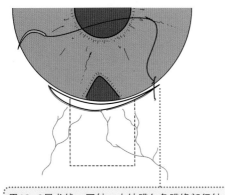

用10-0尼龙线、圆针，由结膜向角膜缘部行针，到结膜能够覆盖角膜的程度，缝合牢固

❼ 结膜缝合（缘部不保留结膜②）

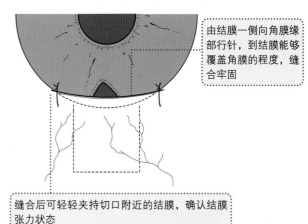

由结膜一侧向角膜缘部行针，到结膜能够覆盖角膜的程度，缝合牢固

缝合后可轻轻夹持切口附近的结膜，确认结膜张力状态

❽ 结膜缝合（缘部不保留结膜③）

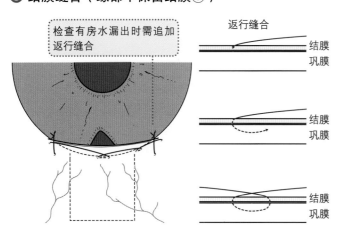

检查有房水漏出时需追加返行缝合

返行缝合

结膜
巩膜

结膜
巩膜

结膜
巩膜

❾ 结膜缝合（缘部保留结膜①）

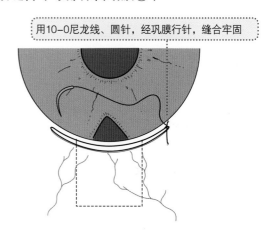

用10-0尼龙线、圆针，经巩膜行针，缝合牢固

⑩ 结膜缝合（缘部保留结膜②）

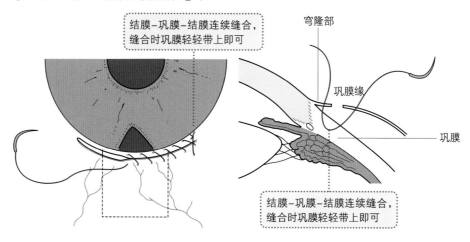

结膜–巩膜–结膜连续缝合，缝合时巩膜轻轻带上即可

穹隆部

巩膜缘

巩膜

结膜–巩膜–结膜连续缝合，缝合时巩膜轻轻带上即可

⑪ 结膜缝合（缘部保留结膜③）

经巩膜行针相对牢固不易松弛，缝合最后不必调整缝线

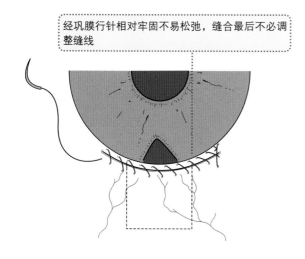

⑫ 放射状结膜切口的缝合——连续缝合

结膜–巩膜–结膜连续缝合，可与缘部缝合一同连续

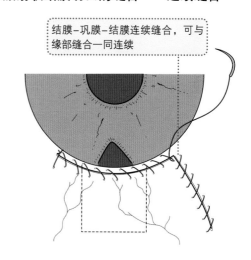

⑬ 放射状结膜切口的缝合——间断缝合

缘部由结膜向角膜行针，穹隆部由结膜向巩膜行针，间断缝合切口。行针若不经过巩膜，则结膜切口的附着效果不佳，穹隆部经巩膜稍难操作

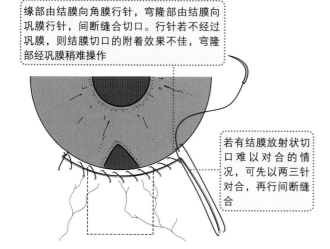

若有结膜放射状切口难以对合的情况，可先以两三针对合，再行间断缝合

⑭ 确认缝合部有无渗漏

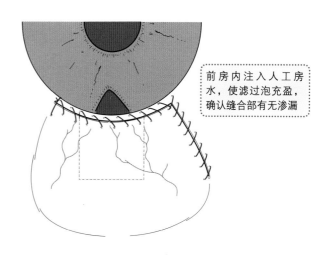

前房内注入人工房水，使滤过泡充盈，确认缝合部有无渗漏

◉ 以角膜缘为基底的结膜切开

❶ 结膜下注射

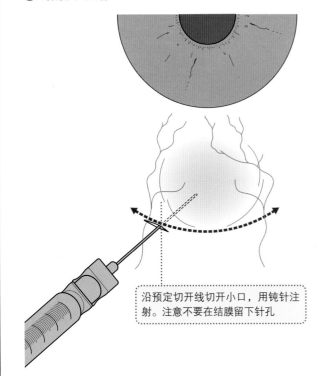

沿预定切开线切开小口，用钝针注射。注意不要在结膜留下针孔

❷ 切开方法

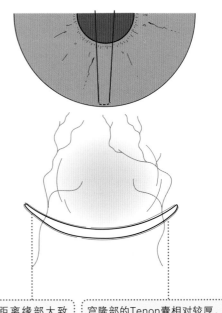

定位于距离缘部大致10mm的位置，行结膜切开

穹隆部的Tenon囊相对较厚，切开时要确认露出巩膜。然而，在直肌附着部有可能损伤大血管，因此要十分注意

❸ Tenon囊剥离

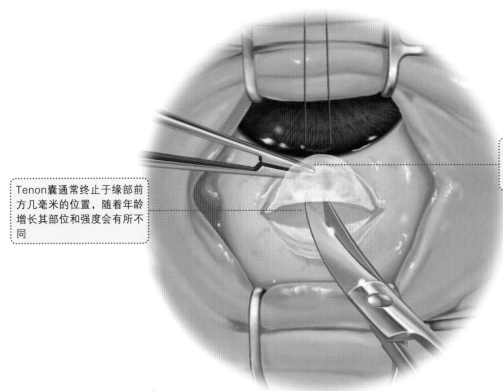

Tenon囊通常终止于缘部前方几毫米的位置，随着年龄增长其部位和强度会有所不同

将剥离的结膜充分翻转至角膜一侧，剪刀尖端向下，沿巩膜边剪边分离

❹ 结膜缝合①

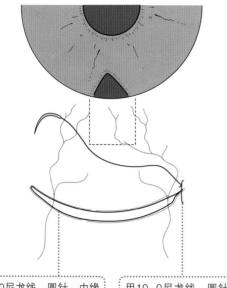

用10-0尼龙线、圆针，由缘部结膜Tenon囊向穹隆部结膜Tenon囊行针

用10-0尼龙线、圆针，在结膜切口边缘固定1针

❺ 结膜缝合②

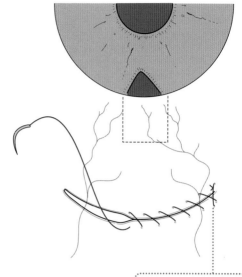

用10-0尼龙线、圆针，由缘部结膜Tenon囊向穹隆部结膜Tenon囊行针

❻ 结膜缝合③

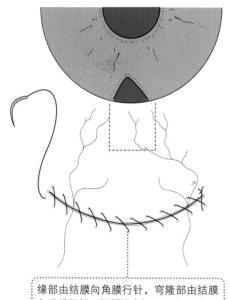

缘部由结膜向角膜行针，穹隆部由结膜向巩膜行针，间断缝合切口

❼ 确认缝合部有无渗漏

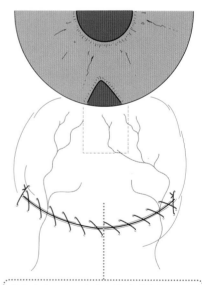

前房内注入人工房水，使滤过泡充盈，确认缝合部有无渗漏

秘诀

　　老年人的结膜一般较薄，Tenon囊收缩后退。结膜下注射麻药后短时间内即弥散到眼球周围的结膜和巩膜之间。这种结膜巩膜之间结合力较弱的状态，使得术后即便滤过良好，由于滤过泡范围大，结膜下空间狭窄，也不能够形成饱满的滤过泡。对于此种情形，可在滤过泡的侧面放射状切开，然后将结膜与巩膜缝合在一起，以此来局限滤过泡形成的位置，使房水存留于中心形成饱满的滤过泡。充分保证结膜下的空间是形成饱满滤过泡的关键。

天堂与地狱：地狱篇

　　手术开始时，使用27G钝针沿放射状切口向结膜下注射麻药，突然手上传来不好的感觉。果然，钝针尖端穿透了结膜，而且是准备制作巩膜瓣的正上方，心情一下子郁闷了。

　　总之，先在穿孔处缝合了1针，继续手术，最后房水还是从穿孔的位置漏了出来。其他部位产生的裂孔，缝合之后大多还是可以补救的，以此为戒，之后手术前麻醉时进针都会朝向穹隆部，尽量小心缓慢地操作。

5. 巩膜瓣的制作及缝合

狩野　廉

大阪厚生年金医院眼科青光眼部长

　　根据术者与医疗机构的不同，小梁切除术的术式也是多种多样的。巩膜瓣的形状、拆线的方法，都要根据所做滤过泡的形状进行调整。

制瓣前的准备

　　首先要考虑要制作巩膜瓣的形状。习惯使用的左右手、结膜下粘连与巩膜瘢痕的有无也应考虑周全。

❶ 巩膜瓣的位置

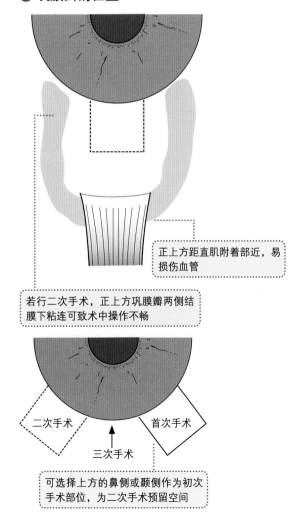

正上方距直肌附着部近，易损伤血管

若行二次手术，正上方巩膜瓣两侧结膜下粘连可致术中操作不畅

二次手术

首次手术

三次手术

可选择上方的鼻侧或颞侧作为初次手术部位，为二次手术预留空间

❷ 巩膜瓣的形状

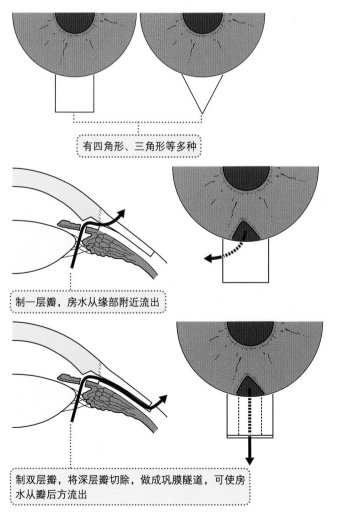

有四角形、三角形等多种

制一层瓣，房水从缘部附近流出

制双层瓣，将深层瓣切除，做成巩膜隧道，可使房水从瓣后方流出

❸ 首先应充分止血

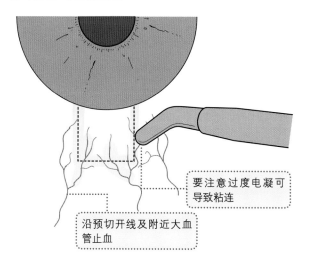

要注意过度电凝可导致粘连

沿预切开线及附近大血管止血

❹ 巩膜切开

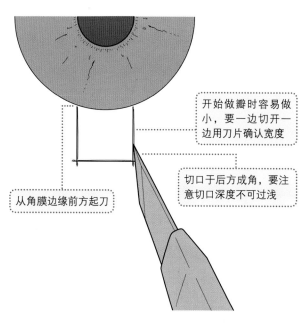

开始做瓣时容易做小，要一边切开一边用刀片确认宽度

从角膜边缘前方起刀

切口于后方成角，要注意切口深度不可过浅

❺ 起角

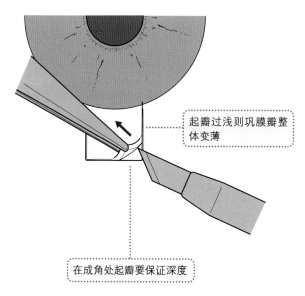

起瓣过浅则巩膜瓣整体变薄

在成角处起瓣要保证深度

❻ 起瓣

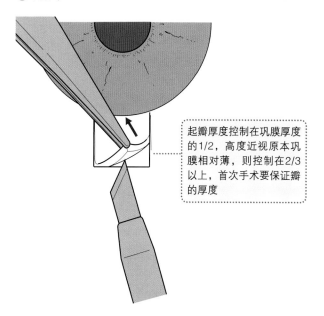

起瓣厚度控制在巩膜厚度的1/2，高度近视原本巩膜相对薄，则控制在2/3以上，首次手术要保证瓣的厚度

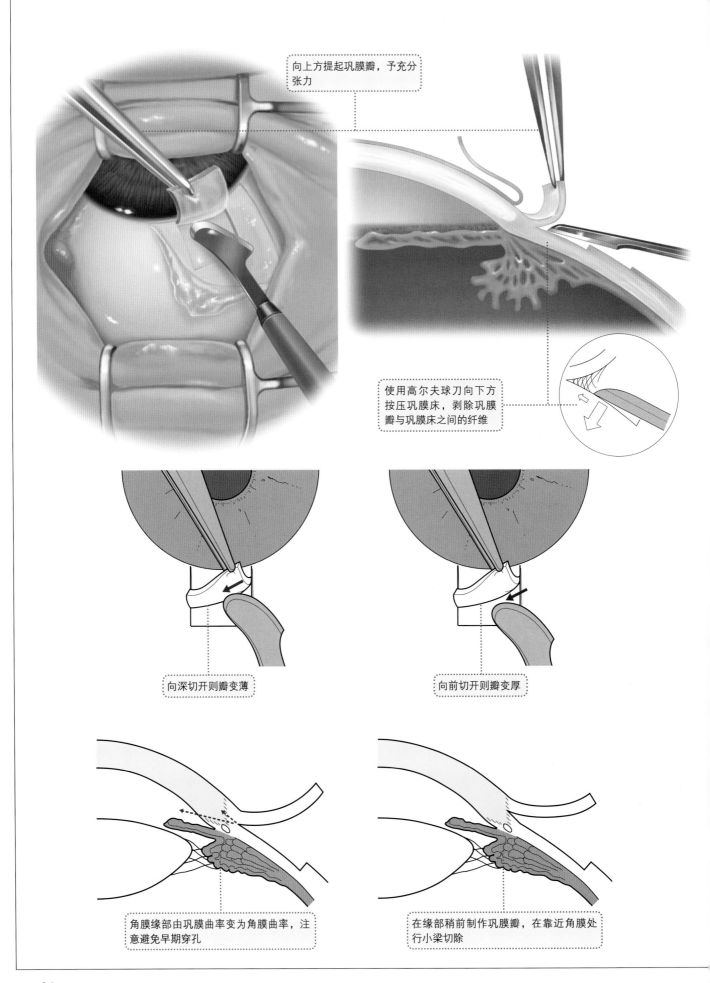

向上方提起巩膜瓣，予充分张力

使用高尔夫球刀向下方按压巩膜床，剥除巩膜瓣与巩膜床之间的纤维

向深切开则瓣变薄

向前切开则瓣变厚

角膜缘部由巩膜曲率变为角膜曲率，注意避免早期穿孔

在缘部稍前制作巩膜瓣，在靠近角膜处行小梁切除

❼ 制作双层瓣

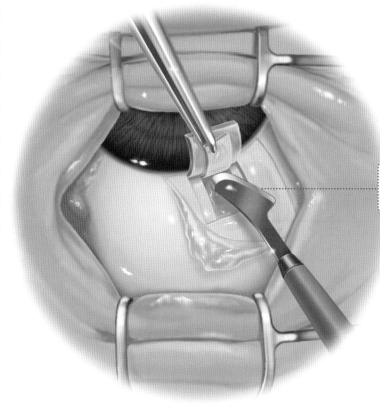

将瓣做到能够透见睫状体的深度，切除后能够保证巩膜隧道的高度

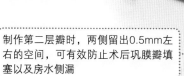

制作第二层瓣时，两侧留出0.5mm左右的空间，可有效防止术后巩膜瓣填塞以及房水侧漏

第二层瓣既可以在MMC浸泡前切除，也可以在MMC浸泡后切除，这样行小梁切除时便于夹持

巩膜瓣的缝合

低眼压的状态下，若强行缝合会造成术后严重角膜散光，因此应在维持眼压的状态下予以缝合。

❽ 缝合的各种方法

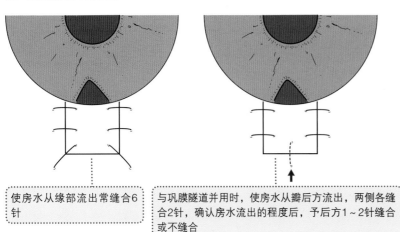

使房水从缘部流出常缝合6针

与巩膜隧道并用时，使房水从瓣后方流出，两侧各缝合2针，确认房水流出的程度后，予后方1~2针缝合或不缝合

❾ 维持眼压

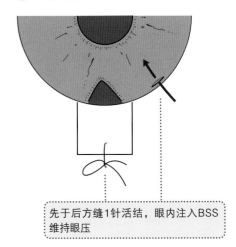

先于后方缝1针活结，眼内注入BSS维持眼压

❿ 行针方法

巩膜瓣较薄时，起针带入巩膜组织较少易引起瓣的断裂

于巩膜瓣上垂直行针造成裂孔会导致滤过增强

巩膜瓣行针尽量带入巩膜组织薄且长

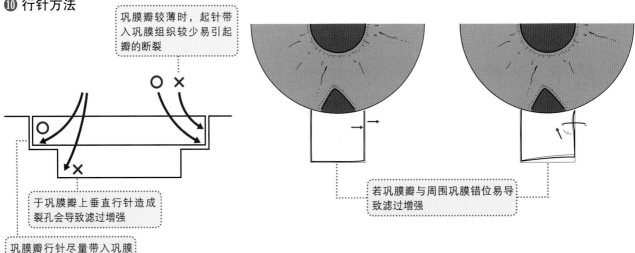

若巩膜瓣与周围巩膜错位易导致滤过增强

⓫ 缝合线的填埋方法

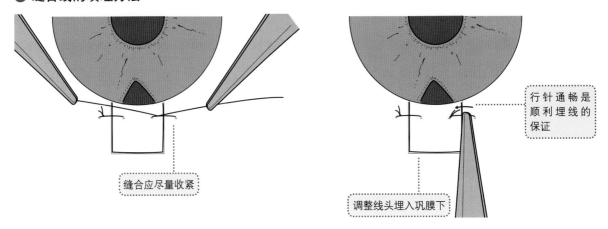

缝合应尽量收紧

行针通畅是顺利埋线的保证

调整线头埋入巩膜下

⑫ 房水流出量的确定

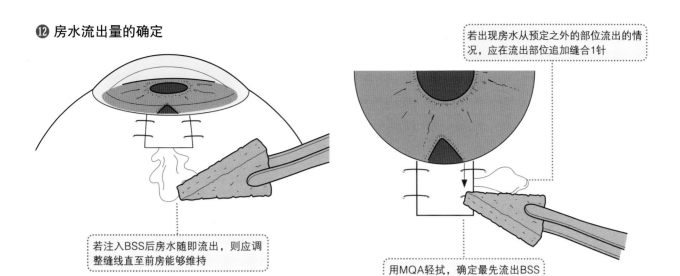

若注入BSS后房水随即流出，则应调整缝线直至前房能够维持

用MQA轻拭，确定最先流出BSS的部位

若出现房水从预定之外的部位流出的情况，应在流出部位追加缝合1针

应用篇：有手术既往史的病例

⑬ 利用之前手术的巩膜瓣

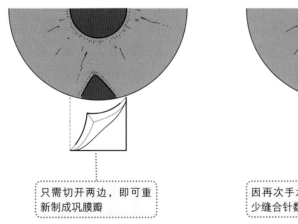

只需切开两边，即可重新制成巩膜瓣

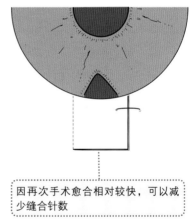

因再次手术愈合相对较快，可以减少缝合针数

⑭ 存在既往白内障手术创口

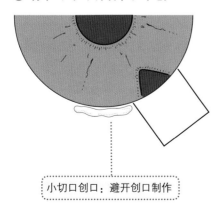

小切口创口：避开创口制作

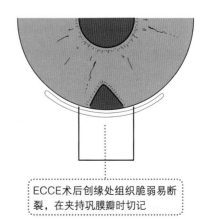

ECCE术后创缘处组织脆弱易断裂，在夹持巩膜瓣时切记

6. 小梁切除术联合虹膜切除术

友寄绘厘子
琉球大学医学部附属医院眼科

酒井 宽
琉球大学医学部附属医院眼科讲师

小梁切除术

小梁切除术是房水外引流手术，手术中不仅需要切除小梁，还需要切除含有Schlemm管的角巩膜瓣，关键是要明确切除部位，否则容易误切巩膜突或者睫状体，导致出血。同时如果切除不确切，导致引流不畅，达不到外引流作用。因此，一定要确切掌握角膜缘解剖知识。

虹膜切除术

为了防止切除角巩膜瓣后虹膜嵌顿阻塞滤过通道，小梁切除手术往往联合虹膜切除术。在角巩膜瓣切除部位的外侧充分切除虹膜是必要的。压住角巩膜切开部位的后唇，让虹膜自然脱出再剪除。如果没有完全剪除虹膜，导致残余虹膜阻塞小梁切除部位，引起滤过不畅。相反，如果将剪刀伸入前房强行抓住虹膜，会引起睫状体脱离，甚至出血。如果在虹膜完全脱出状态下剪出，会导致累及瞳孔区虹膜。用黏弹剂或者眼内灌注液将虹膜轻柔还纳回前房。

常用的器械

角膜缝合镊子（Colibri镊子）	夹持角巩膜瓣
一次性15°刀	切除角巩膜瓣
Vannas剪刀	帮助完成角巩膜瓣的切除
Bonn大式虹膜镊子（直）	夹持脱出的虹膜
Bonn大式虹膜镊子（曲）	在迫不得已必须夹持前房内虹膜时使用，切除虹膜时
Wecker虹膜剪刀	用，也可以用Vannas剪刀

建议

小梁切除术技巧

（1）前房消失（或者将要消失）

眼压急剧下降会导致脉络膜出血、驱逐性出血、恶性青光眼、脉络膜脱离、手术后第一天浅前房，因此尽量保持前房稳定。如果在切除角巩膜瓣之前前房消失，建议在侧切口注入眼内灌注液或者黏弹剂，保持前房稳定。

（2）角巩膜瓣不能充分切除的情况

房水已经流出，再进行操作已经困难，可以用电凝凝固角巩膜瓣，扩大切除部位，虽然不是最好但是很有效，不妨试试。

❶ 决定角巩膜切开部位和顺序

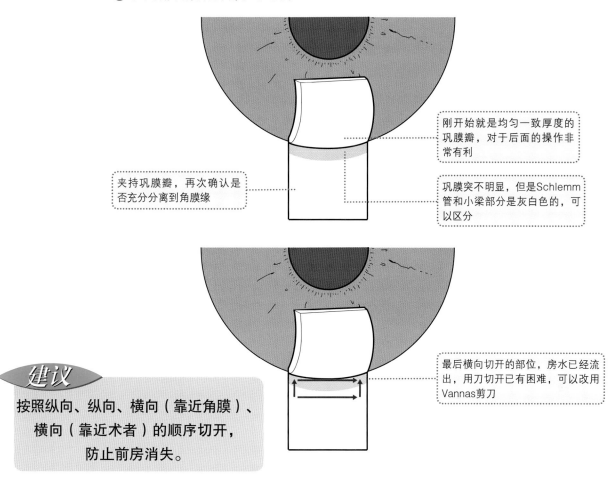

刚开始就是均匀一致厚度的巩膜瓣，对于后面的操作非常有利

夹持巩膜瓣，再次确认是否充分分离到角膜缘

巩膜突不明显，但是Schlemm管和小梁部分是灰白色的，可以区分

建议

按照纵向、纵向、横向（靠近角膜）、横向（靠近术者）的顺序切开，防止前房消失。

最后横向切开的部位，房水已经流出，用刀切开已有困难，可以改用Vannas剪刀

❷ 角巩膜瓣切除的具体操作（使用15°刀）

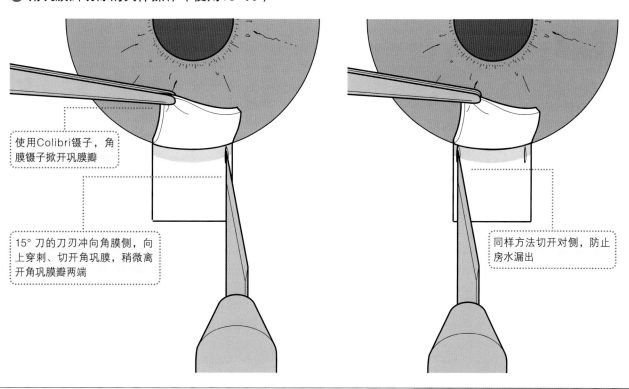

使用Colibri镊子，角膜镊子掀开巩膜瓣

15°刀的刀刃冲向角膜侧，向上穿刺、切开角巩膜，稍微离开角巩膜瓣两端

同样方法切开对侧，防止房水漏出

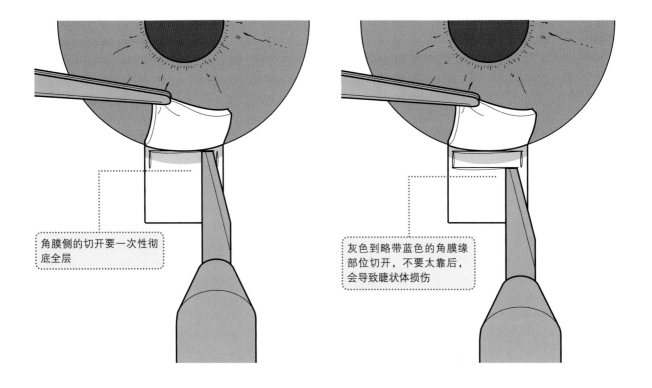

角膜侧的切开要一次性彻底全层

灰色到略带蓝色的角膜缘部位切开，不要太靠后，会导致睫状体损伤

❸ 第2层巩膜瓣的情况

做滤过湖时，在各个方向都要留下一些边缘

制作巩膜隧道时，不要越过后面的边缘

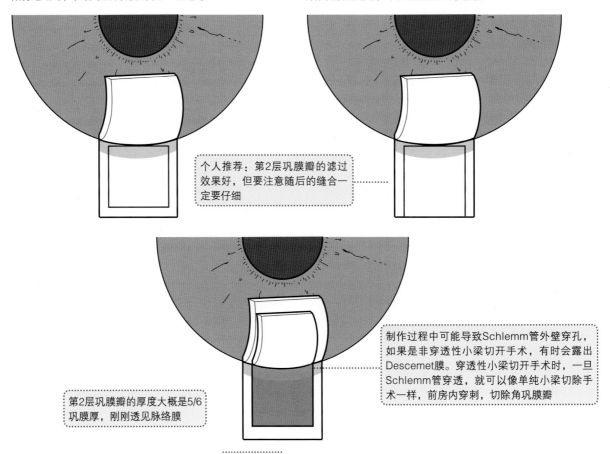

个人推荐：第2层巩膜瓣的滤过效果好，但要注意随后的缝合一定要仔细

第2层巩膜瓣的厚度大概是5/6巩膜厚，刚刚透见脉络膜

制作过程中可能导致Schlemm管外壁穿孔，如果是非穿透性小梁切开手术，有时会露出Descemet膜。穿透性小梁切开手术时，一旦Schlemm管穿透，就可以像单纯小梁切除手术一样，前房内穿刺，切除角巩膜瓣

❹ 虹膜切除的顺序

最后切开前，虹膜脱出

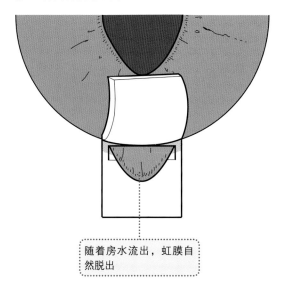

随着房水流出，虹膜自然脱出

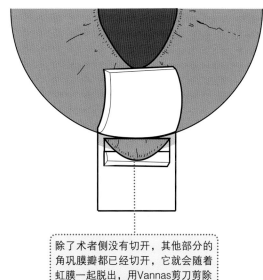

除了术者侧没有切开，其他部分的角巩膜瓣都已经切开，它就会随着虹膜一起脱出，用Vannas剪刀剪除

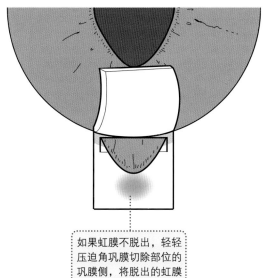

如果虹膜不脱出，轻轻压迫角巩膜切除部位的巩膜侧，将脱出的虹膜切除

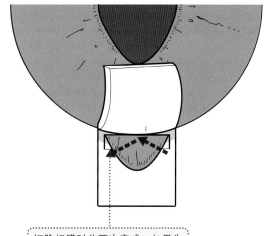

切除虹膜时分两次完成，如果先在虹膜上剪开了孔，房水流出就不容易夹持了，因此一旦夹住就不要松手

❺ 虹膜切除后

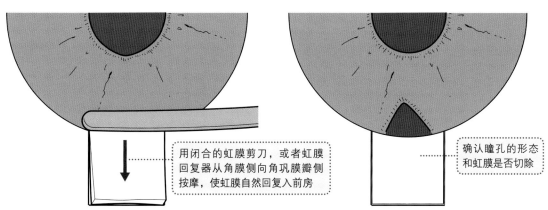

用闭合的虹膜剪刀，或者虹膜回复器从角膜侧向角巩膜瓣侧按摩，使虹膜自然回复入前房

确认瞳孔的形态和虹膜是否切除

❻ 立体图

压迫巩膜，使虹膜脱出

牵引线 ————

观察瞳孔形态，判断虹膜
脱出的量，在能看到瞳孔
缘的情况下剪除虹膜

基本上不需要到前房内
夹持虹膜，以免损伤睫
状体，导致出血

如果虹膜不能自然脱
出，可以用镊子压迫巩
膜侧，使虹膜脱出

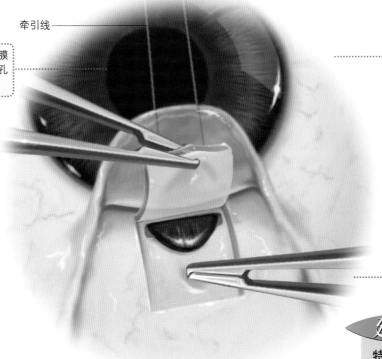

建议

特殊病例如无晶状体
眼、人工晶状体眼等，
虹膜脱出困难，需要到
前房内夹持。

实际虹膜切除

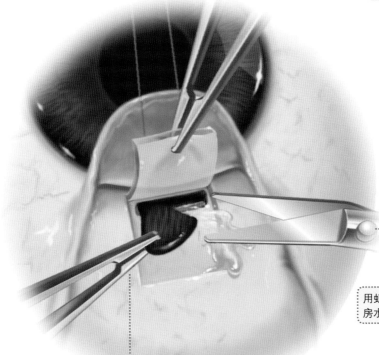

用虹膜剪刀剪开部分虹膜，让
房水流出

用虹膜镊子夹持住虹膜向对侧轻轻牵引，
不要松开虹膜

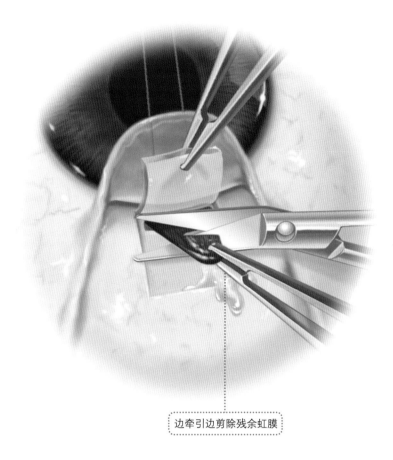

边牵引边剪除残余虹膜

确认是否剪除虹膜

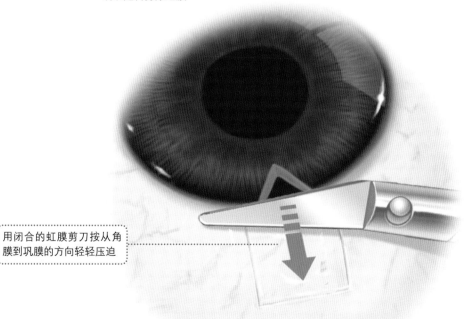

用闭合的虹膜剪刀按从角膜到巩膜的方向轻轻压迫

7. 小梁切除术联合白内障手术

木内贵博

筑波大学大学院疾病控制医学部眼科学讲师

　　小梁切除术联合白内障手术的患者，大多是因为已经存在白内障，或者由于白内障导致眼压升高，特别是在闭角型青光眼患者，联合白内障手术对青光眼手术预后有帮助的情况下建议联合手术。

基础篇

　　联合基础的白内障超声乳化手术时，由于结膜瓣的制作方法不同，白内障手术切口也不同。如果是以穹隆部为基底的结膜瓣，可以用同一个手术切口；如果是以角膜缘为基底的结膜瓣，可能需要角膜切开。两个手术联合时需要分别熟悉、熟练操作这两个手术。不仅要保证手术安全顺利，还要会处理相关并发症。

■ 以穹隆部为基底的联合术

❶ 设置牵引线，切开前囊

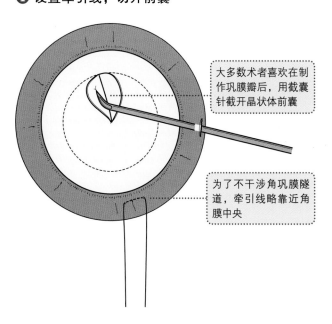

大多数术者喜欢在制作巩膜瓣后，用截囊针截开晶状体前囊

为了不干涉角巩膜隧道，牵引线略靠近角膜中央

❷ 切开结膜，制作巩膜瓣

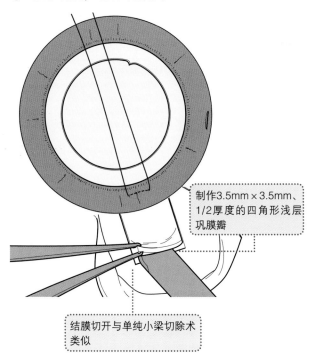

制作3.5mm×3.5mm、1/2厚度的四角形浅层巩膜瓣

结膜切开与单纯小梁切除术类似

❸ 丝裂霉素C(MMC)

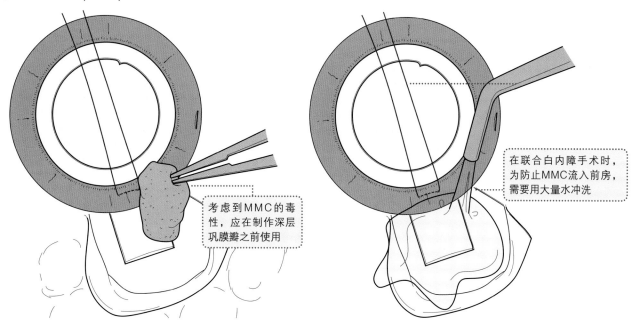

考虑到MMC的毒性，应在制作深层巩膜瓣之前使用

在联合白内障手术时，为防止MMC流入前房，需要用大量水冲洗

❹ 制作深层巩膜瓣和角巩膜隧道

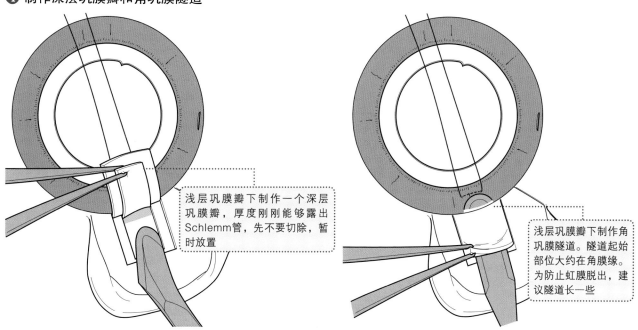

浅层巩膜瓣下制作一个深层巩膜瓣，厚度刚刚能够露出Schlemm管，先不要切除，暂时放置

浅层巩膜瓣下制作角巩膜隧道。隧道起始部位大约在角膜缘。为防止虹膜脱出，建议隧道长一些

建议

万一露出Schlemm管穿孔，会给以后的操作带来麻烦。为了防止内壁损伤，一旦露出Schlemm管，应停止深层巩膜瓣操作，移到下一个手术环节。

❺ 扩口刀穿刺入前房

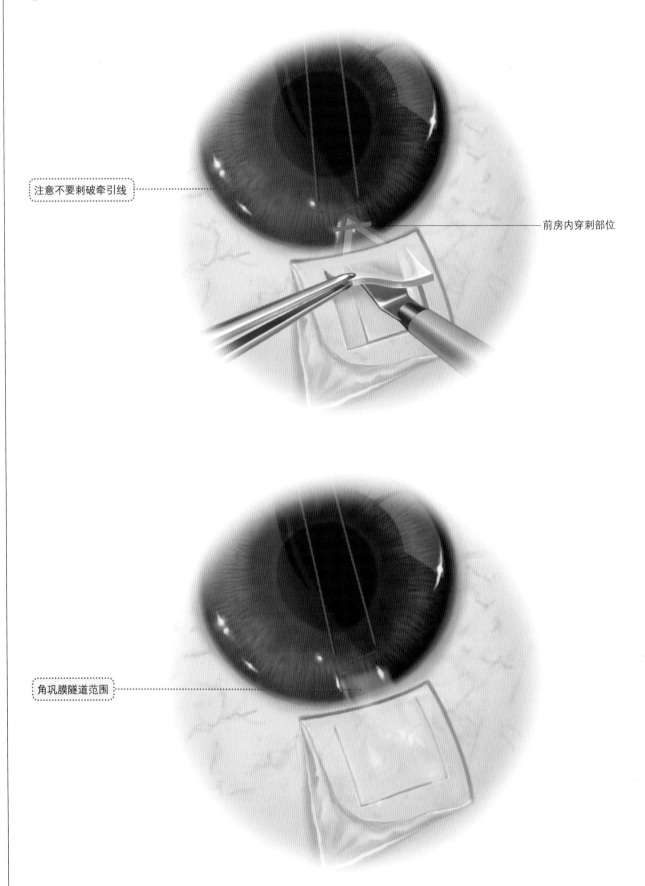

注意不要刺破牵引线

前房内穿刺部位

角巩膜隧道范围

扩口刀穿刺入前房

❻ 摘除晶状体核，植入人工晶状体

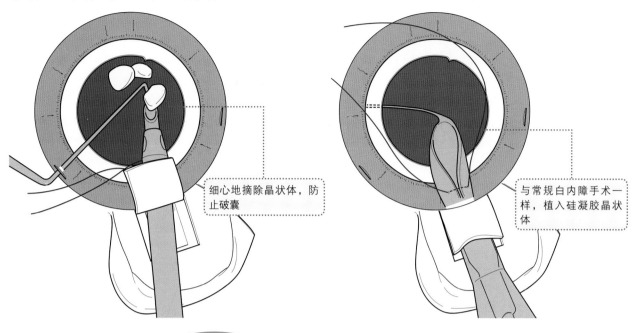

细心地摘除晶状体，防止破囊

与常规白内障手术一样，植入硅凝胶晶状体

> **建议**
>
> 与常规白内障手术一样，用卡巴胆碱缩瞳，缩瞳后再次注入黏弹剂，防止制作角巩膜瓣时前房消失。

❼ 切除角巩膜瓣，缝合巩膜瓣

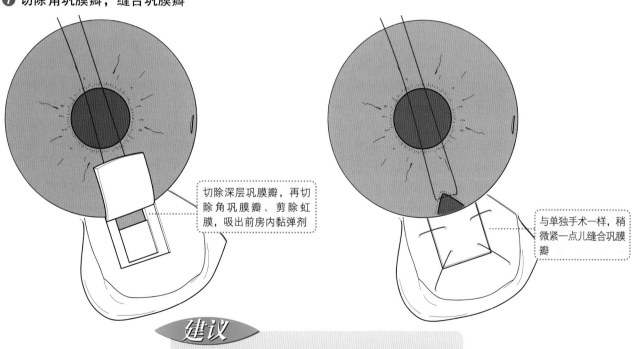

切除深层巩膜瓣，再切除角巩膜瓣、剪除虹膜，吸出前房内黏弹剂

与单独手术一样，稍微紧一点儿缝合巩膜瓣

> **建议**
>
> 如果浅前房，就会导致眼内晶状体的光学部分脱出，因此，需要眼内注入液体进行前房形成过程，必要时调整晶状体。

❽ 缝合结膜

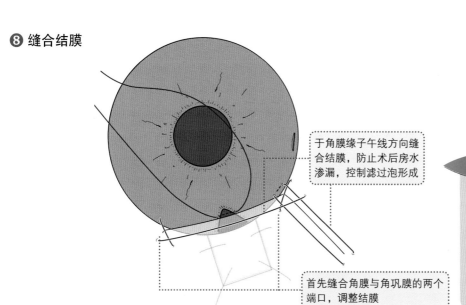

于角膜缘子午线方向缝合结膜，防止术后房水渗漏，控制滤过泡形成

首先缝合角膜与角巩膜的两个端口，调整结膜

建议

初学者在缝合过程中容易出现眼球穿孔，建议用圆针。扁铲针好缝合，不过容易穿孔，但是圆针缝合后不容易导致房水漏出，专家们都喜欢使用。

■以角膜缘为基底的联合术

　　不是不能用同一个手术切口，但是用角膜口进行白内障手术还是容易一些。这种情况下建议先做

白内障手术，再做小梁切除术。

❶ 选择白内障手术切口位置

选择与小梁切除术不互相干扰的部位进行白内障手术

侧切口也做在与小梁切除术不互相干扰的部位，预留小梁切除术部位

预留小梁切除术部位

❷ 完成白内障手术

考虑手术后按摩眼球，一定要缝合切口

❸ 小梁切除术

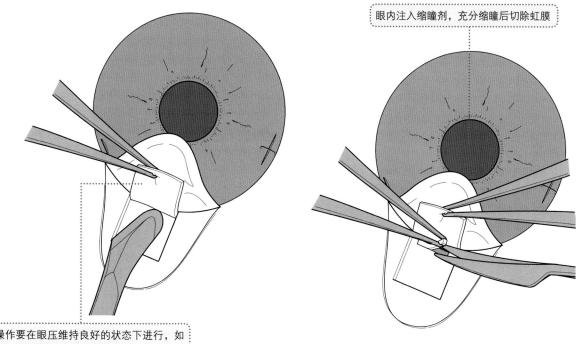

眼内注入缩瞳剂，充分缩瞳后切除虹膜

操作要在眼压维持良好的状态下进行，如果从角膜侧切口漏房水，或者出现低眼压，前房不形成，一定要处理

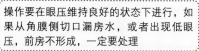

❹ 缝合结膜

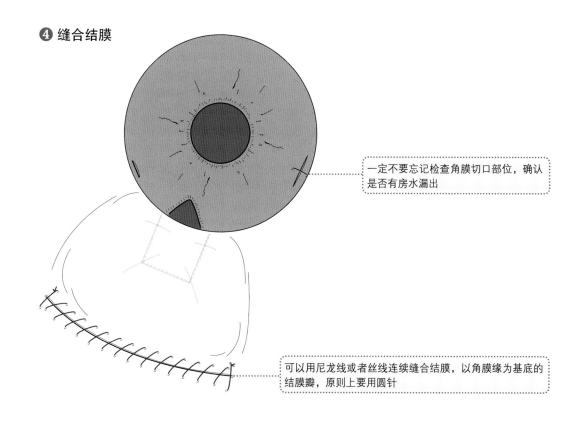

一定不要忘记检查角膜切口部位，确认是否有房水漏出

可以用尼龙线或者丝线连续缝合结膜，以角膜缘为基底的结膜瓣，原则上要用圆针

■联合晶状体囊外摘除术

根据晶状体的状态，如果不适合进行超声乳化手术，建议进行白内障囊外摘除术，这样更安全。

联合囊外手术时结膜切开幅度要大，巩膜瓣要三面切开，手术难度大。

❶ 切开角巩膜

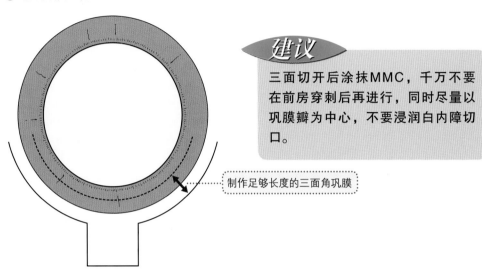

建议

三面切开后涂抹MMC，千万不要在前房穿刺后再进行，同时尽量以巩膜瓣为中心，不要浸润白内障切口。

制作足够长度的三面角巩膜

❷ 剜出晶状体核

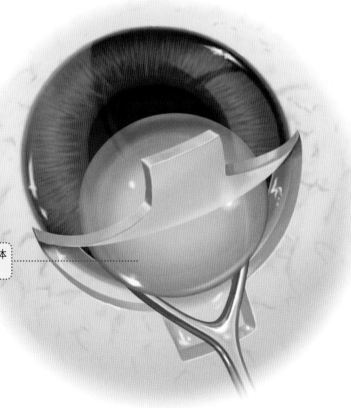

充分使用黏弹剂，用囊匙剜出晶状体核。

❸ 植入人工晶状体，闭合白内障切口

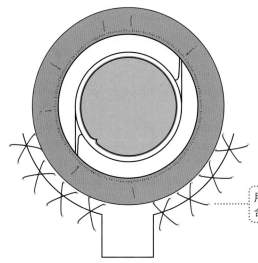

建议

缝合前缩瞳，前房内注入黏弹剂，形成前房。

用shoelace suture缝合方式，缝合巩膜瓣以外的所有切口

❹ 切除角巩膜瓣，缝合巩膜瓣

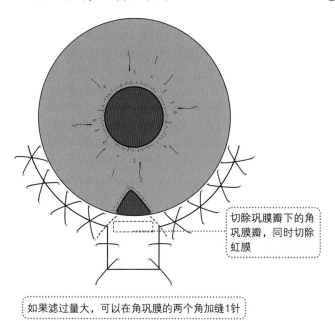

切除巩膜瓣下的角巩膜瓣，同时切除虹膜

如果滤过量大，可以在角巩膜的两个角加缝1针

❺ 缝合结膜

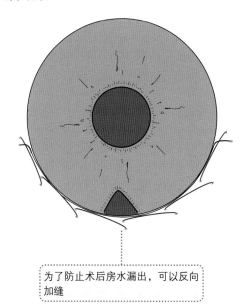

为了防止术后房水漏出，可以反向加缝

天堂与地狱：天堂篇

　　有个患者的结膜如纸一样薄，在小梁切除手术顺利完成后，想确认一下滤过泡的情况，发现结膜根本不隆起，用棉签吸水好几次也没有形成滤过泡，怀疑可能有小的结膜穿孔。仔细观察结膜，由于很薄，根本无法判断哪里漏水，用荧光造影剂染色，那里一瞬间就被稀释了，整个术野都被造影剂染色，根本不能判断哪里穿孔，这个时候旁边有个研修医生建议用ICG染色，立刻把玻璃体手术用的ICG染在术野上，马上看到了小的结膜穿孔，完美地加以修复，非常感谢那位研修医生。

8. 术中并发症

山本哲也

岐阜大学大学院医学部研究所眼科教授

◉ 与结膜剪开、缝合相关

微小穿孔，结膜孔形成

以角膜缘为基底的结膜瓣容易出现结膜穿孔，在实施补救办法时，要充分考虑部位、大小、结膜薄厚、筋膜囊厚度、穿孔形成时间等。补救目的是不让结膜裂孔扩大，防止房水漏出。

❶ 角膜缘为基底，巩膜瓣制作之前出现大的结膜穿孔

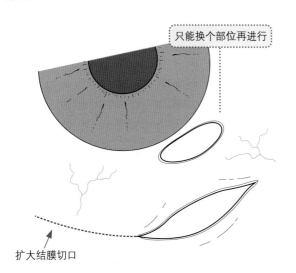

只能换个部位再进行

扩大结膜切口

❷ 手术中出现小的结膜穿孔

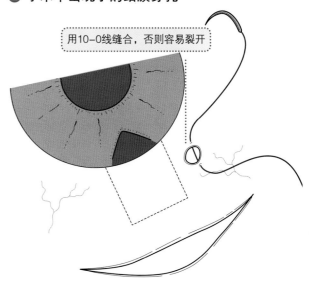

用10-0线缝合，否则容易裂开

❸ 巩膜瓣缝合后发现结膜穿孔

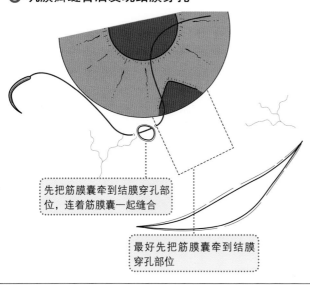

先把筋膜囊牵到结膜穿孔部位，连着筋膜囊一起缝合

最好先把筋膜囊牵到结膜穿孔部位

❹ 穹隆部为基底：一部分结膜裂开

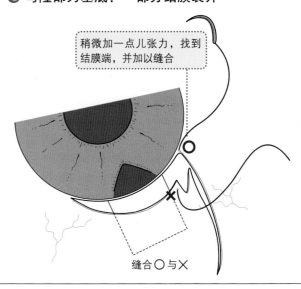

稍微加一点儿张力，找到结膜端，并加以缝合

缝合〇与✕

结膜张力大，无法闭合结膜

以穹隆部为基底的结膜瓣或者结膜上有瘢痕，会导致结膜张力大，无法闭合。如果角膜缘为基底的结膜瓣，在结膜上有瘢痕或者筋膜囊丰富，都会出现结膜张力大，无法对合。

❶ 穹隆部为基底：结膜对不上（想把✕与〇处缝合，但是张力大）

结膜切开的基底部位（☐）与角膜缘垂直线（△）部位进行缝合，至少能盖住巩膜瓣

没有覆盖的部位尽量不要渗漏房水

❷ 穹隆部为基底：结膜张力大

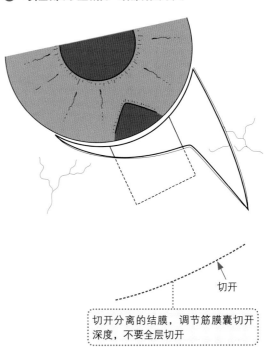

切开

切开分离的结膜，调节筋膜囊切开深度，不要全层切开

❸ 角膜缘为基底：筋膜囊丰富

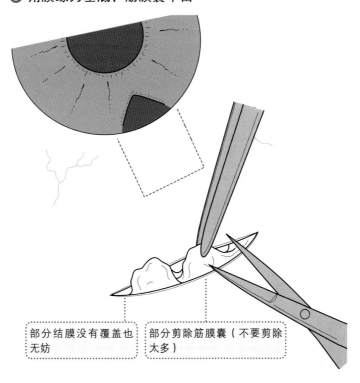

部分结膜没有覆盖也无妨

部分剪除筋膜囊（不要剪除太多）

◉ 与巩膜瓣制作相关

巩膜瓣薄厚不均

　　巩膜瓣薄厚不均导致滤过过强，通过调节巩膜　　　切除手术的关键。
瓣缝线控制滤过，因此厚的、均匀的巩膜瓣是小梁

❶ 无法顺利地形成巩膜瓣的起始部位

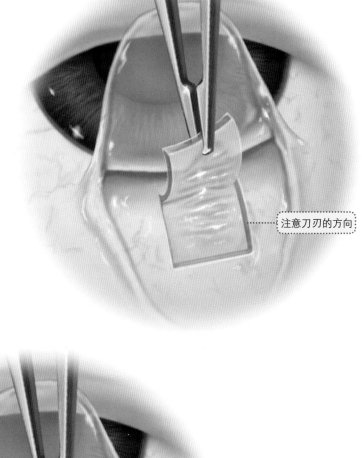

起始部位最好深一点儿，透见脉络膜也没有关系

巩膜瓣的形态即使不是正方形或者梯形也没有关系

❷ 巩膜床参差不齐

注意刀刃的方向

❸ 巩膜瓣厚度不均

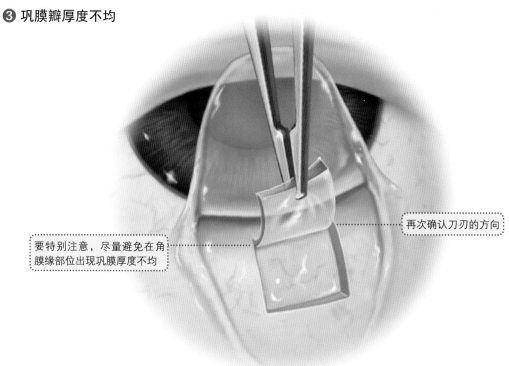

要特别注意，尽量避免在角膜缘部位出现巩膜厚度不均

再次确认刀刃的方向

巩膜瓣的部分断裂

制作巩膜瓣时一定要注意，尽量不要出现断裂，一旦出现马上缝合，特别要注意采用有效的缝合方法，防止房水从断裂的部位流出。

❶ 巩膜瓣断裂

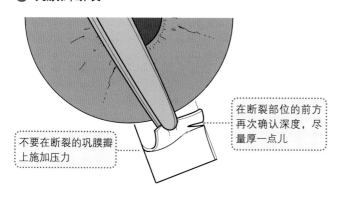

不要在断裂的巩膜瓣上施加压力

在断裂部位的前方再次确认深度，尽量厚一点儿

❷ 在二次手术（白内障手术）的瘢痕部位出现巩膜瓣断裂（或者有此危险）

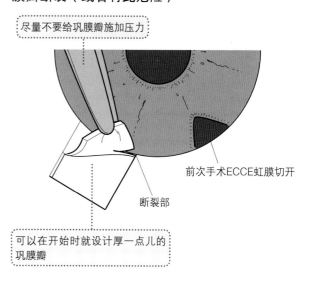

尽量不要给巩膜瓣施加压力

前次手术ECCE虹膜切开

断裂部

可以在开始时就设计厚一点儿的巩膜瓣

❸ 断裂巩膜瓣的缝合方法

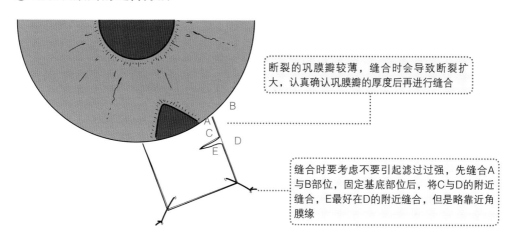

断裂的巩膜瓣较薄，缝合时会导致断裂扩大，认真确认巩膜瓣的厚度后再进行缝合

缝合时要考虑不要引起滤过过强，先缝合A与B部位，固定基底部位后，将C与D的附近缝合，E最好在D的附近缝合，但是略靠近角膜缘

◉ 与小梁切除、虹膜切除相关

无法正常切除小梁

　　小梁切除的重点是全层切除角膜缘部位，防止虹膜、睫状体嵌顿。习惯上小梁切除的部位，有时候切除时却靠后了，因此在切除小梁时可以用角规量一下，确认后再切除。

❶ 在凹模缘后部小梁切除

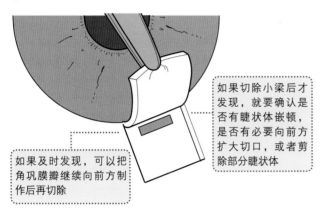

如果切除小梁后才发现，就要确认是否有睫状体嵌顿，是否有必要向前方扩大切口，或者剪除部分睫状体

如果及时发现，可以把角巩膜瓣继续向前方制作后再切除

❷ 前房侧残留内层组织

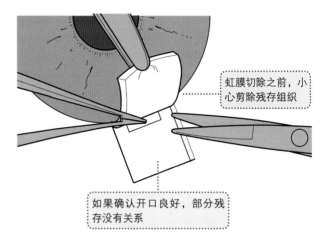

虹膜切除之前，小心剪除残存组织

如果确认开口良好，部分残存没有关系

❸ 小梁切除中虹膜脱出

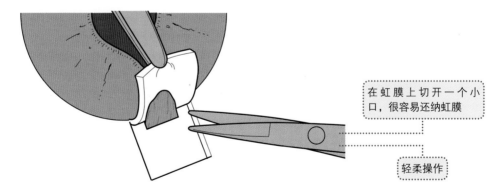

在虹膜上切开一个小口，很容易还纳虹膜

轻柔操作

切除虹膜时出现困难

小梁切除联合虹膜切除，目的是防止虹膜嵌顿，虹膜根部尽量大，手术前应用毛果芸香碱缩瞳对手术有帮助，但是因人而异。

❶ 虹膜脱出过大

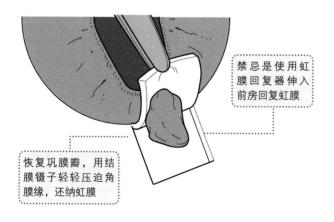

禁忌是使用虹膜回复器伸入前房回复虹膜

恢复巩膜瓣，用结膜镊子轻轻压迫角膜缘，还纳虹膜

❷ 虹膜出血，不要止血

掀开巩膜瓣，防止血液进入前房

闭合巩膜瓣可以帮助止血，但是容易使血液进入前房

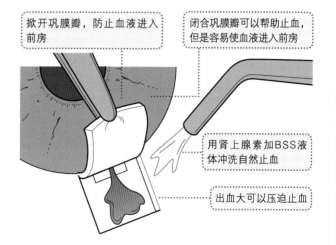

用肾上腺素加BSS液体冲洗自然止血

出血大可以压迫止血

❸ 玻璃体脱出

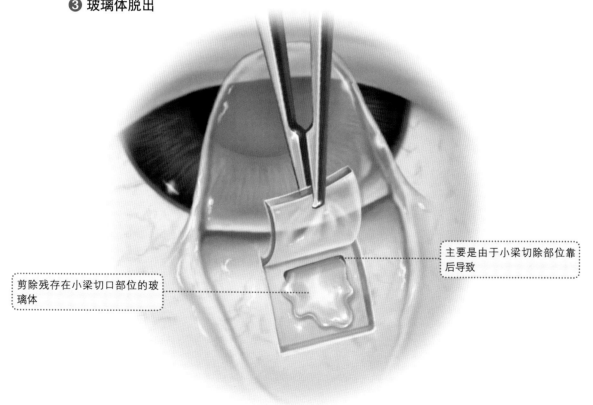

主要是由于小梁切除部位靠后导致

剪除残存在小梁切口部位的玻璃体

◉ 与巩膜瓣缝合相关

巩膜瓣缝合决定滤过状态,四角形的巩膜瓣需要4针,但是不仅针数、缝合强度、左右的平衡、缝合部位等都会影响滤过。

❶ 一个部位缝合过强导致其他部位不对称

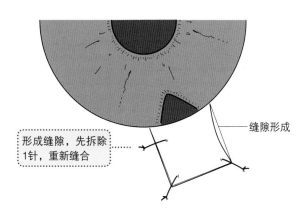

缝隙形成

形成缝隙,先拆除1针,重新缝合

❷ 房水从巩膜瓣侧方漏出（1）

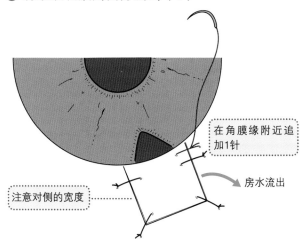

在角膜缘附近追加1针

房水流出

注意对侧的宽度

❸ 房水从巩膜瓣侧方漏出（2）

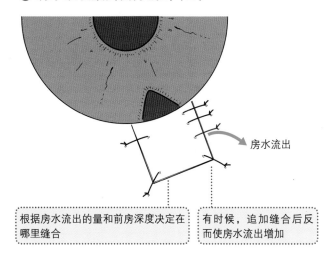

房水流出

根据房水流出的量和前房深度决定在哪里缝合

有时候,追加缝合后反而使房水流出增加

❹ 巩膜瓣的一部分变薄

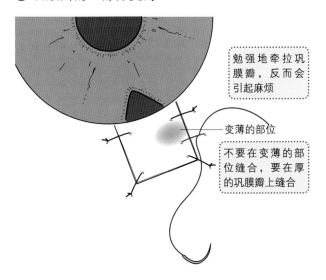

勉强地牵拉巩膜瓣,反而会引起麻烦

变薄的部位

不要在变薄的部位缝合,要在厚的巩膜瓣上缝合

前房形成不良

前房形成不良是小梁切除手术最让人头疼的并发症，巩膜瓣制作良好，缝合也好，一般不会出现前房形成不良。除非在巩膜瓣制作或者缝合时出现问题了，参考第58页上的"缝合不良"部分，找出原因。

❶ 角膜缘附近巩膜瓣变薄、部分断裂
导致前房形成不良

不要在巩膜瓣变薄的部位缝合，尽量在厚的巩膜瓣上缝合。如果一定要在薄的巩膜瓣上缝合，建议不要缝合太紧

过度缝合也会导致前房形成不良

薄的部位

❷ 即使追加缝合，也不会
减少房水流出

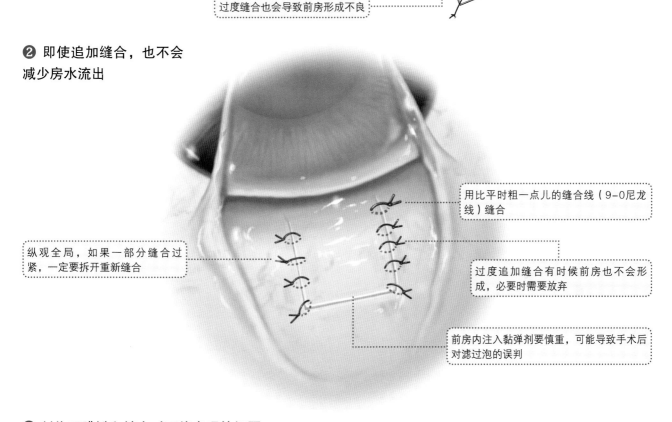

纵观全局，如果一部分缝合过紧，一定要拆开重新缝合

用比平时粗一点儿的缝合线（9-0尼龙线）缝合

过度追加缝合有时候前房也不会形成，必要时需要放弃

前房内注入黏弹剂要慎重，可能导致手术后对滤过泡的误判

❸ 制作巩膜瓣和缝合时可能出现的问题

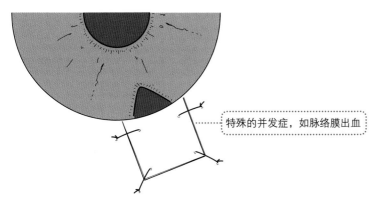

特殊的并发症，如脉络膜出血

天堂与地狱：天堂篇

小梁切除术后维持前房是必需的，曾有个病例，怎么前房也不形成，反复注入空气和黏弹剂，手术结束后当天晚上和第2天检查，没有发生并发症。推测可能是手术中给眼球施加压力所致，原因不明。

9. 术后管理

吉富健志

秋田大学大学院疾病控制医学部眼科学教授

小梁切除术不是手术结束就万事大吉了，还包括术后管理，从手术室回来只是手术完成的一部分，术后管理非常重要。

● 术后眼压高

按摩

按摩

先观察按摩后滤过泡的方向、大小变化。

轻轻按摩后滤过泡变大，眼压下降10mmHg以下。如果滤过泡变大但是没有滤过，可观察1周。

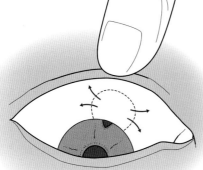

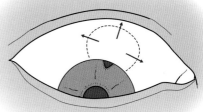

加劲按摩后滤过泡扩大，瓣的附近和房角有出血，观察2天，待出血吸收后拆线。

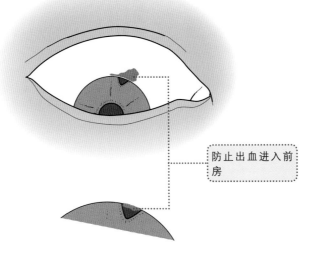

防止出血进入前房

激光拆线

① 角膜缘为基底的结膜瓣

按摩眼球时房水会流出。

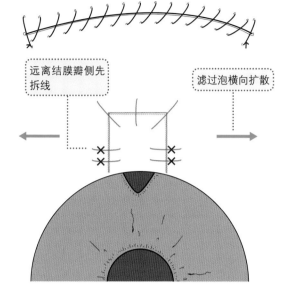

远离结膜瓣侧先拆线

滤过泡横向扩散

② 穹隆部为基底的结膜瓣

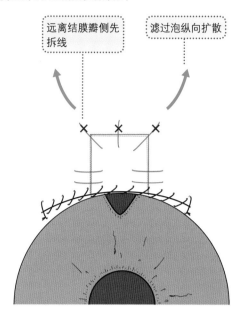

远离结膜瓣侧先拆线

滤过泡纵向扩散

③ 无法找到缝线

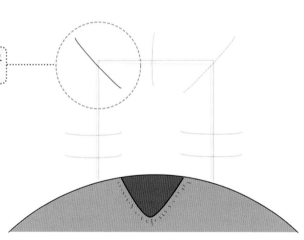

压迫一会儿就会看到缝线，尽量不要从中间开始拆线

❹ 瓣的缝合方法及拆除法

术后1个月拆线的效果就没有了，拆线的方法和时间是控制眼压的两个要素。拆线后按摩仍然有效果，可以降低眼压，坚持"一天拆除一根线"的原则。

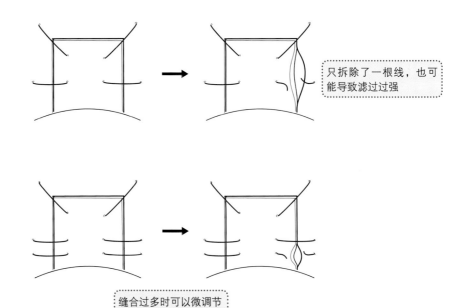

只拆除了一根线，也可能导致滤过过强

缝合过多时可以微调节

针刺

短期出现的巩膜瓣粘连可以采用针刺。

针刺原理

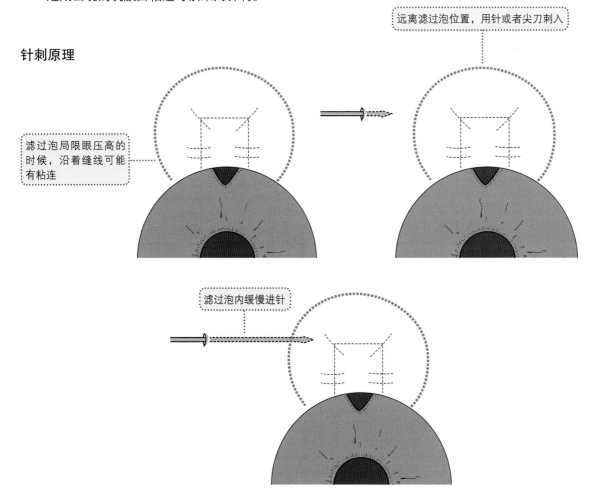

远离滤过泡位置，用针或者尖刀刺入

滤过泡局限眼压高的时候，沿着缝线可能有粘连

滤过泡内缓慢进针

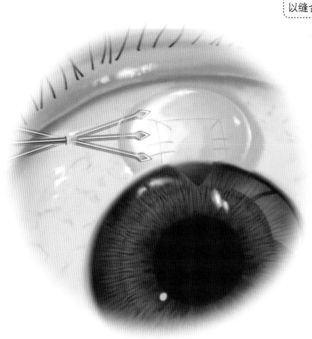

针经过的部位滤过泡形成，如果有渗漏可以缝合

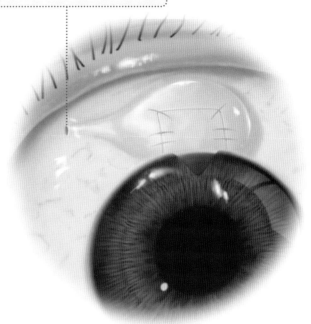

与针相比，刀的剥离范围大但是容易出血，导致再粘连

刺入部位切口大，必要时缝合

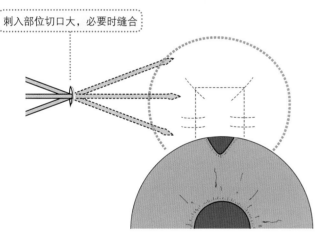

愈合

愈合

愈合

将压力分散，降低

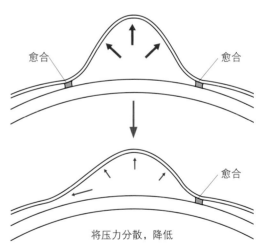

对于滤过泡渗漏，针刺有时也有作用

局限性的压力作用在结膜上，导致局部渗漏

用针刺后将压力分散

降低压力后结膜不再菲薄，改善渗漏

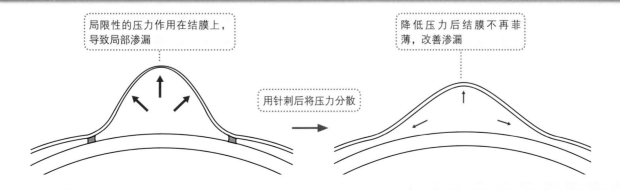

◉ 术后低眼压（5mmHg 以下）

　　如果前房正常，没有黄斑病变和脉络膜脱离，可以观察。

前房消失

❶ 确认是否有渗漏

滤过泡不大，没有前房，可能结膜部位有渗漏，如果不处理结膜，巩膜瓣和滤过泡就会粘连，这时前房会恢复，但是失去了小梁切除手术的意义。

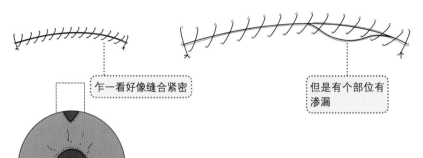

乍一看好像缝合紧密

但是有个部位有渗漏

❷ 压迫眼带

加压包扎的位置不对，导致前房消失，角膜出现皱褶，结膜缝合的部位出现张力。因此，加压包扎时一定要注意。

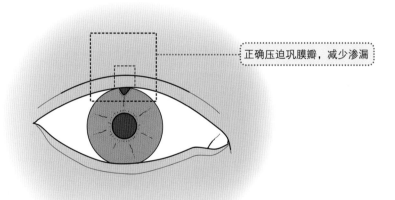

正确压迫巩膜瓣，减少渗漏

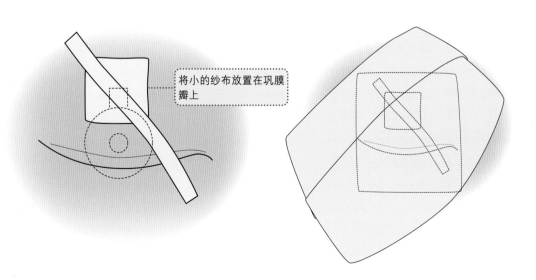

将小的纱布放置在巩膜瓣上

❸ 注入黏弹剂

注入黏弹剂的目的是形成前房，保护角膜，防止巩膜瓣周围的房水渗漏，促进巩膜瓣愈合，吸收黏弹剂后没有滤过过强。根据黏弹剂的黏度不同，注入的量要好好把握，不要注入滤过泡内，在保持一定时间前房的同时，不要导致眼压过高。

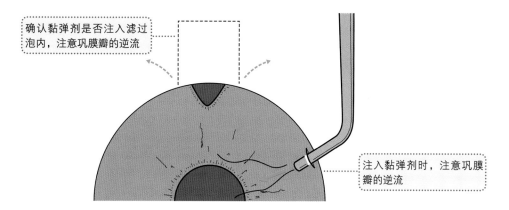

确认黏弹剂是否注入滤过泡内，注意巩膜瓣的逆流

注入黏弹剂时，注意巩膜瓣的逆流

❹ 结膜下自身血注射

黏弹剂注入前房后，在结膜下注入自身血，防止血液进入前房，但是这种方法无法估计眼压情况。

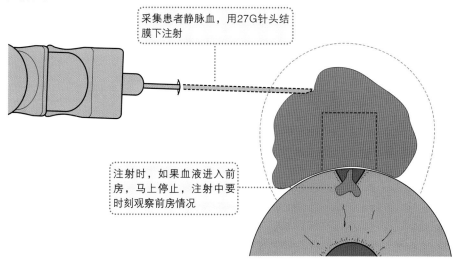

采集患者静脉血，用27G针头结膜下注射

注射时，如果血液进入前房，马上停止，注射中要时刻观察前房情况

Ⅱ

小梁切开术

1. 标准术式概览

青山裕美子

岐阜大学大学院医学部研究所眼科讲师

　　小梁切开术是把房水流出阻力大的Schlemm管内皮网组织从外侧切开，以达到降低眼压、再建流出通道的代表性式术，是进一步向更符合解剖功能的基本术式。小梁切开术的步骤包括制作巩膜瓣、

确定Schlemm管、插入小梁切开器并旋转至前房。该术式具有并发症少、安全性高等特点，不用特意选择手术切口，是青光眼术者应该熟悉的术式。

手术步骤

```
术前准备
(1) 术前点眼：毛果芸香碱类缩瞳剂缩瞳
(2) 设计手术切口
(3) 麻醉法：球后麻醉，Tenon囊下麻醉，经结膜球后麻醉
        ↓
固定缝线
        ↓
结膜下注射
        ↓
结膜切开
        ↓
充分止血
        ↓
制作巩膜瓣
制作浅层（第1层）巩膜瓣
制作深层（第2层）巩膜瓣
        ↓
确定并开放Schlemm管
        ↓
插入小梁切开器
        ↓
旋转小梁切开器
        ↓
切除深层（第1层）巩膜瓣
        ↓
缝合浅层（第2层）巩膜瓣
        ↓
Schlemm管外壁开放术
        ↓
结膜缝合
```

手术要点（1）

尽量保持水平位置的手术切口。

患　者	头位	上方切口：稍微低于下腭
		下方切口：稍微高于下腭
		颞侧切口：脸稍微偏向鼻侧
		鼻侧切口：脸稍微偏向颞侧
术　者		在手术操作容易的位置
显微镜		使显微镜的倾斜与切开平面成直角，容易看清楚

建议

小梁切开术容易被忽略的重点

（1）根据不同的手术步骤，调整显微镜的放大倍率。
（2）手术位置的设计和助手的配合度决定了手术的难易度。

深度和色泽

越容易观察，越能够观察，越一目了然！

手术要点（2）

这里叙述术者与术野在同一个位置的手术要点。如果手法稳定，在哪个入口操作都是同样的。

❶ 设置固定线

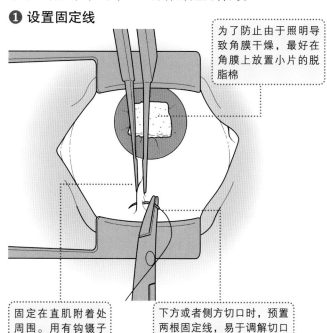

为了防止由于照明导致角膜干燥，最好在角膜上放置小片的脱脂棉

固定在直肌附着处周围。用有钩镊子通过结膜夹持直肌，放置固定缝线

下方或者侧方切口时，预置两根固定线，易于调解切口的位置。或者在角膜上预置固定线的方法也较好

建议

反复操作夹持固定直肌，容易导致结膜破损。

手术要点（3）

❸ 结膜下麻醉

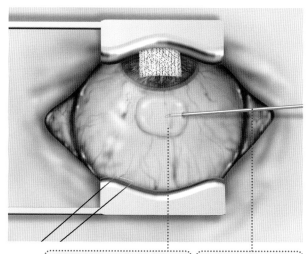

用棉签等压迫膨胀的部位，使麻药扩展，并确认结膜下是否有粘连

牵引固定缝线使术野保持水平，进行结膜下注射

❷ 固定缝线，确保手术切口暴露清晰

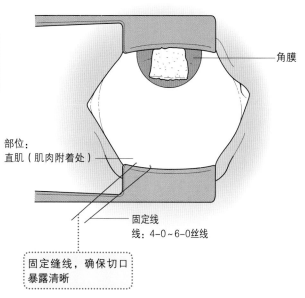

角膜

部位：
直肌（肌肉附着处）

固定线
线：4-0~6-0丝线

固定缝线，确保切口暴露清晰

手术要点（4）

❹ 切开结膜的方法

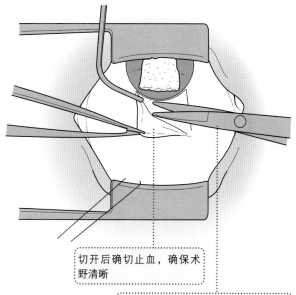

切开后确切止血，确保术野清晰

切开结膜，笔者喜欢以穹隆部为基底。以穹隆部为基底进行放射状切开及角膜缘部切开。结膜下注射后，结膜变得松弛，容易把持，容易切开

再次牵引固定缝线，调整显微镜的位置。至此小梁切开术的术野都准备完毕。接下来就要做巩膜瓣了，不要忘记小梁切开术容易忽略的关键点！

2. 制作巩膜瓣及切开Schlemm管外壁

青山裕美子
岐阜大学大学院医学部研究所眼科讲师

　　小梁切开手术成功的关键是找到Schlemm管，并切开其外壁，其中主要的是制作巩膜瓣。

　　巩膜瓣的制作方式有单层和双层，因为笔者养成制作双层瓣的习惯，因此，在这里主要介绍四角形双层巩膜瓣的制作方式。

　　浅层（第1层）巩膜瓣厚度是1/3巩膜厚，深层（第2层）巩膜瓣厚度大约是4/5巩膜厚，基本可以透见巩膜床的颜色。了解了双层巩膜瓣的制作方式，同时要记住：巩膜瓣的制作目的是为了暴露Schlemm管。由于手术部位不同，Schlemm管的走行也有所不同。

制作浅层巩膜瓣（第1层）

❶ 标记巩膜　　**❷ 开始制作浅层巩膜瓣的切开线**　　**❸ 制作浅层巩膜瓣3个方向的切开线**

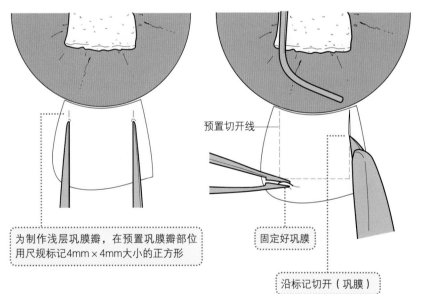

为制作浅层巩膜瓣，在预置巩膜瓣部位用尺规标记4mm×4mm大小的正方形

预置切开线

固定好巩膜

沿标记切开（巩膜）

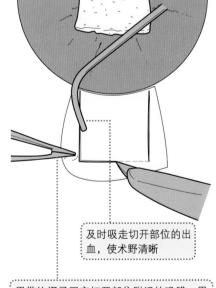

及时吸走切开部位的出血，使术野清晰

用带钩镊子固定切开部位附近的巩膜，用刀刃沿标记做1/3～1/2巩膜厚度的切开线

建议
切开线是成功制作巩膜瓣的关键，因此要深浅一致。

为制作厚度均一的切开线，刀刃前端有一个一致的刻度

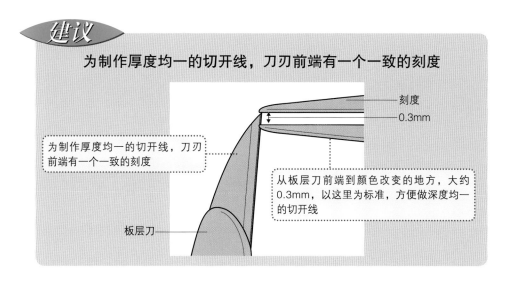

为制作厚度均一的切开线，刀刃前端有一个一致的刻度

刻度

0.3mm

从板层刀前端到颜色改变的地方，大约0.3mm，以这里为标准，方便做深度均一的切开线

板层刀

❹ 开始水平切开浅层巩膜瓣

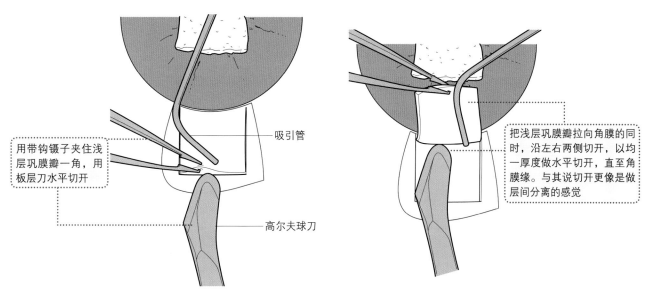

用带钩镊子夹住浅层巩膜瓣一角，用板层刀水平切开

吸引管

高尔夫球刀

❺ 水平切开浅层巩膜瓣（层间分离）

把浅层巩膜瓣拉向角膜的同时，沿左右两侧切开，以均一厚度做水平切开，直至角膜缘。与其说切开更像是做层间分离的感觉

术野

不要忘记术野是个球体，即要求术野总是保持水平！

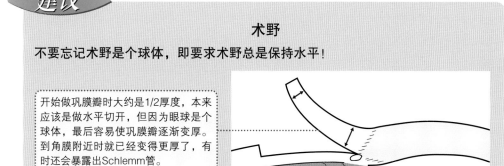

开始做巩膜瓣时大约是1/2厚度，本来应该是做水平切开，但因为眼球是个球体，最后容易使巩膜瓣逐渐变厚。到角膜附近时就已经变得更厚了，有时还会暴露出Schlemm管。

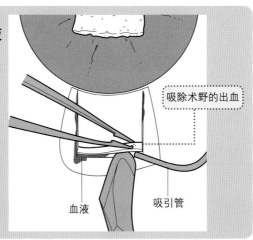

建议

助手的重要作用：及时吸走血液

为了更好地确认巩膜瓣厚度，希望
助手不断、及时地将出血吸除。

吸除术野的出血

血液　　　　吸引管

制作深层巩膜瓣（第2层）

接着制作第2层，即深层巩膜瓣。

❻ 制作深层巩膜瓣切开线

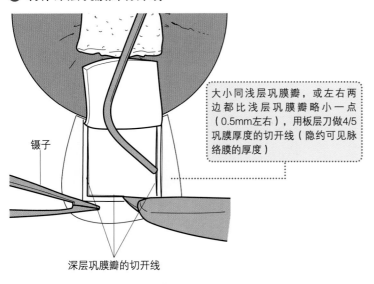

镊子

深层巩膜瓣的切开线

大小同浅层巩膜瓣，或左右两
边都比浅层巩膜瓣略小一点
（0.5mm左右），用板层刀做4/5
巩膜厚度的切开线（隐约可见脉
络膜的厚度）

❼ 确认切开线深度

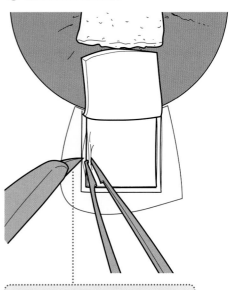

用镊子把持住已切开的巩膜瓣一角向上
拉，用板层刀的前端压着切开部位并扩
大切开，确认切开线深度为4/5均一深
度

❽ 深层巩膜瓣水平切开

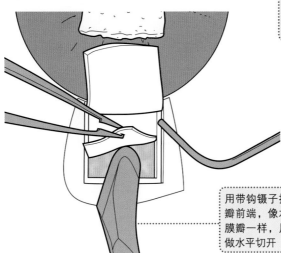

用带钩镊子把持住深层巩膜
瓣前端，像水平切开浅层巩
膜瓣一样，用板层刀的前端
做水平切开

❾ 深褐色的巩膜床

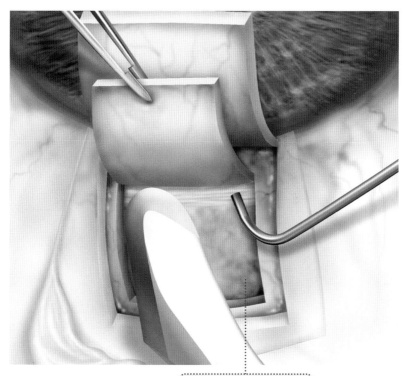

巩膜厚度如果达到4/5，就可以看到下方深褐色的脉络膜，这样的厚度最好

建议

为使巩膜床颜色一致，可灵活运用刀的前端，上下调节，进行水平切开。但有时担心巩膜瓣切得深，往往导致巩膜瓣切得过浅，使巩膜瓣变薄；有时切得过深甚至中途切断了巩膜瓣

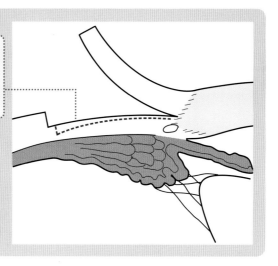

⑩ 暴露巩膜突

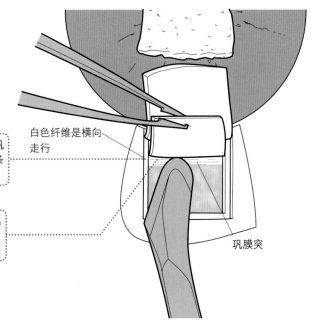

靠角膜缘附近水平切开时，在巩膜床上出现一横行的白色纤维条带，这就是巩膜突纤维

白色纤维是横向走行

巩膜突的出现标志着马上就会出现Schlemm管，不要改变深度，继续水平切开

巩膜突

⑪ 判定Schlemm管

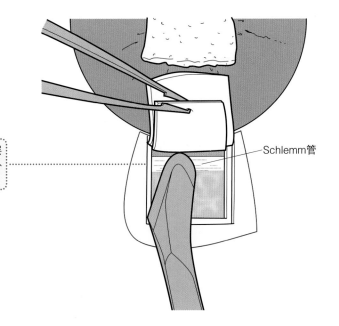

继续水平切开，就会在切开深层巩膜的同时，切开Schlemm管外壁，暴露出Schlemm管

Schlemm管

⑫ 切开、开放Schlemm管外壁

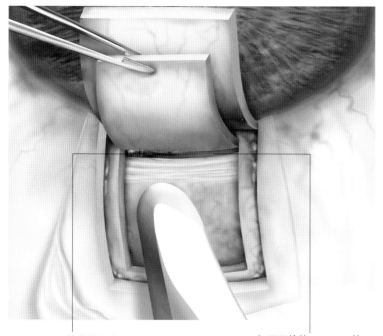

Schlemm管来的血液逆流　　　　　　切开开放的Schlemm管

⑬ 广幅的Schlemm管开放

注意不要损伤Schlemm管内壁深层巩膜瓣的左右两侧，用刀刃切，扩大到角膜侧，Schlemm管大幅露出

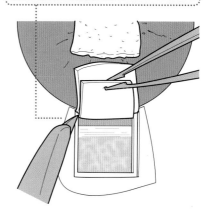

⑭ Schlemm管的确定开放

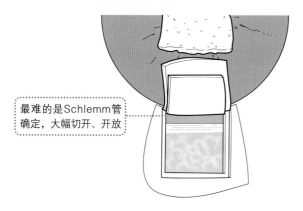

最难的是Schlemm管确定，大幅切开、开放

建议

Schlemm管的走行

Schlemm管的走行因部位不同而不同。术野在上方时容易确定Schlemm管。术野在侧方时，Schlemm管勉强出现在角膜缘部，而且较窄，手术时不要着急进入（参照第16页）。

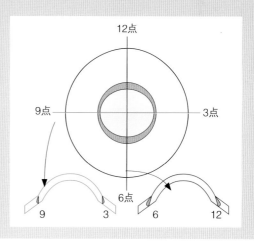

3. 插入、旋转小梁切开器

青山裕美子
岐阜大学大学院医学部研究所眼科讲师

缓慢将小梁切开器插入开放的Schlemm管并旋转，永田式的小梁切开器较好。

其直径有13mm、15mm、17mm 3种，根据Schlemm管与小梁切开器的曲率选择，大部分的场合用15mm的。

从开放的Schlemm管左右两侧插入小梁切开器并旋转，左右哪侧先开始都可。

插入和旋转小梁切开器的操作看上去简单，其

实由于切开器小，不容易固定，想要熟练地把持小梁切开器并插入Schlemm管，找到那种感觉是需要一段时间的。另外，不要让小梁切开器的前端损伤角膜后面和虹膜表面。控制小梁切开器的方向让它往前房内回转，作用力的方向是一个窍门。

只要掌握了这个窍门，就能安全地操作小梁切开器。

插入小梁切开器

❶ 把持小梁切开器

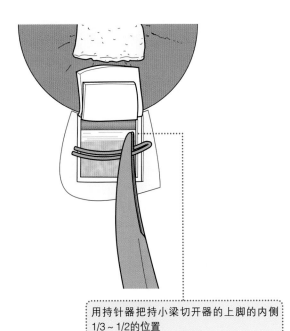

用持针器把持小梁切开器的上脚的内侧1/3~1/2的位置

❷ 夹持小梁切开器放到Schlemm管附近

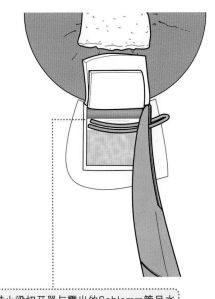

把持小梁切开器与露出的Schlemm管呈水平位置

❸ 将小梁切开器插入开口部

上调显微镜倍率明确插入口

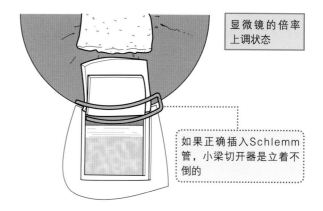

下脚沿着Schlemm管内壁（注意，小梁切开器的前端不要接触内壁）插入，稍微插入Schlemm管的入口

❺ 确认小梁切开器的插入方向

确认小梁切开器的前端被固定在插入口，用持针器的背侧（或者腹侧）将小梁切开器往里压进一点点，用镊子调整压进的方向

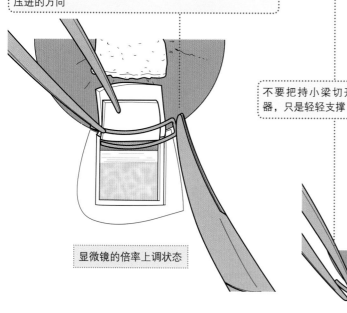

显微镜的倍率上调状态

❹ 松开把持小梁切开器的持针器

显微镜的倍率上调状态

如果正确插入Schlemm管，小梁切开器是立着不倒的

❻ 插入小梁切开器

显微镜的倍率下调，扩大可视范围

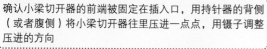

小梁切开器进入Schlemm管时有轻微抵触，上脚用镊子支撑边感觉边控制，用持针器的背侧（或者腹侧）轻压小梁切开器的支持部慢慢推进（轻敲尾部或者轻压）

不要把持小梁切开器，只是轻轻支撑

❼ 完全插入小梁切开器

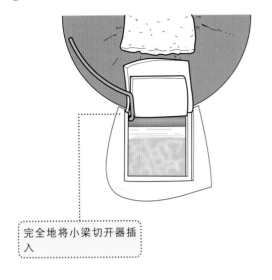

完全地将小梁切开器插入

❽ 另一侧的小梁切开器也同样固定到Schlemm管内

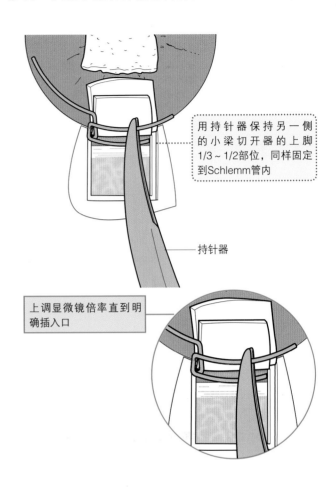

用持针器保持另一侧的小梁切开器的上脚1/3～1/2部位，同样固定到Schlemm管内

持针器

上调显微镜倍率直到明确插入口

❾ 插入另一侧的小梁切开器

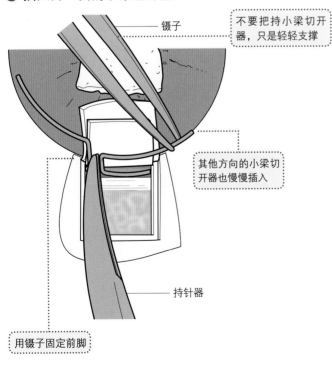

镊子

不要把持小梁切开器，只是轻轻支撑

其他方向的小梁切开器也慢慢插入

持针器

用镊子固定前脚

❿ 两侧的小梁切开器完全插入

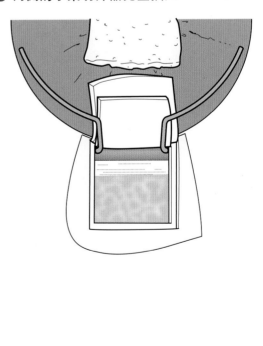

旋转小梁切开器

旋转小梁切开器前，首先要确认小梁切开器的旋转方向与眼球的倾斜方向，调整患者的头位与固定线的方向。

❶ 旋转小梁切开器

用镊子固定前脚，持针器固定基底部，将小梁切开器稍微拔出（大约1/5）

以切开器插入部位作为支撑点，用持针器把持基底部，将切开器向水平偏下方旋转，用镊子活动切开器前端，边旋转边观察，将其插入前房

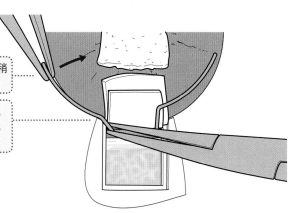

❷ 停止回旋小梁切开器

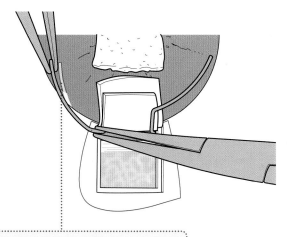

小梁切开器的前端1/3左右出前房，至此停止回旋（继续旋转会导致房水流出，前房变浅，影响后面的操作）

❸ 将另一方向的小梁切开器也插入前房内

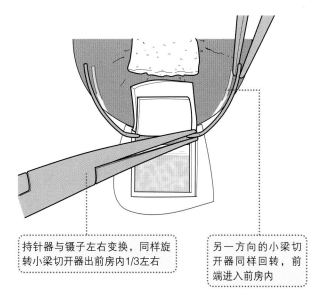

持针器与镊子左右变换，同样旋转小梁切开器出前房内1/3左右

另一方向的小梁切开器同样回转，前端进入前房内

❹ 小梁切开器呈直角旋转

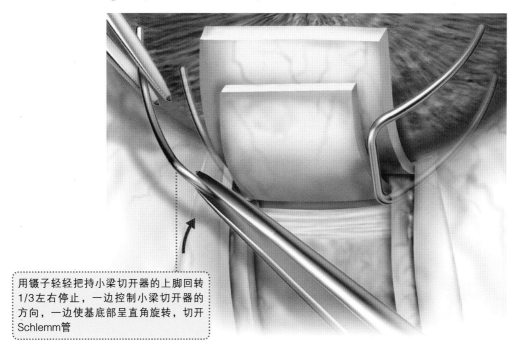

用镊子轻轻把持小梁切开器的上脚回转1/3左右停止,一边控制小梁切开器的方向,一边使基底部呈直角旋转,切开Schlemm管

❺ 旋转其他方向的小梁切开器

旋转结束,使小梁切开器返回旋转前的位置

前房可见下脚

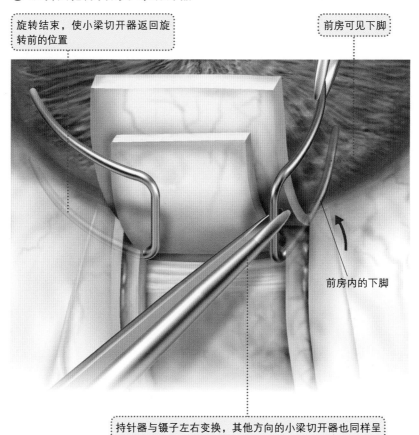

前房内的下脚

持针器与镊子左右变换,其他方向的小梁切开器也同样呈直角使其旋转,切开Schlemm管

❻ 拔去小梁切开器

用持针器轻持返回Schlemm管内的小梁切开器的基底部，沿Schlemm管拔去小梁切开器

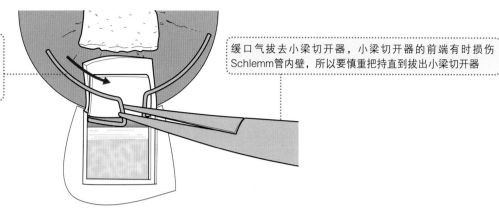

缓口气拔去小梁切开器，小梁切开器的前端有时损伤Schlemm管内壁，所以要慎重把持直到拔出小梁切开器

❼ 拔出其他方向的小梁切开器

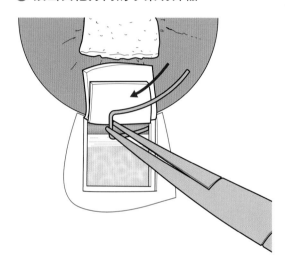

❽ 前房内的血液逆流

常有Schlemm管切开部后前房的逆流出血，即所谓的blood reflux

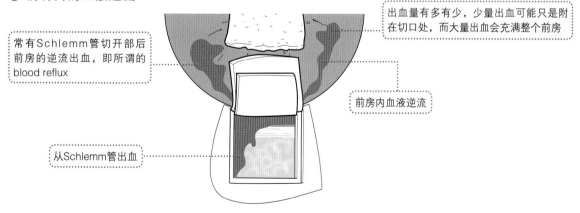

出血量有多有少，少量出血可能只是附在切口处，而大量出血会充满整个前房

前房内血液逆流

从Schlemm管出血

至此说明小梁切开成功了！
但不能松气，小梁切开完成后要继续认真操作。

4. 开放Schlemm管外壁及缝合巩膜瓣

黑田真一郎
永田眼科院长

Schlemm管外壁开放术

■手术成功的要点

要想成功地完成Schlemm管外壁开放术，需要充分暴露出整个Schlemm管。也就是需要把巩膜瓣一直分离到角膜侧。Schlemm管是非常柔软的组织，尽量不要过分地施加压力，因此，建议制作双层巩膜瓣。

❶ 从Schlemm管角膜侧剥离切开内层巩膜瓣

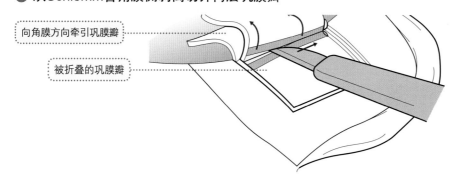

向角膜方向牵引巩膜瓣

被折叠的巩膜瓣

向角膜侧牵引内层巩膜瓣，钝性剥离、切开小梁组织与角膜实质（利用刀背）

建议

为了不破坏Schlemm管，可以将巩膜瓣翻转过来牵引。

❷ 将内侧巩膜瓣的两端向上挑起切开

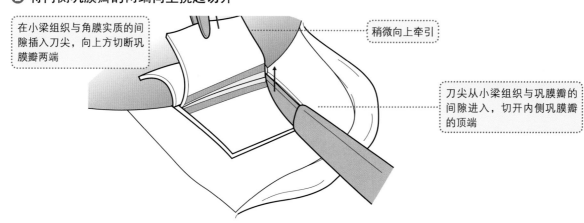

在小梁组织与角膜实质的间隙插入刀尖，向上方切断巩膜瓣两端

稍微向上牵引

刀尖从小梁组织与巩膜瓣的间隙进入，切开内侧巩膜瓣的顶端

❸ 尽量在角膜侧切除内层巩膜瓣

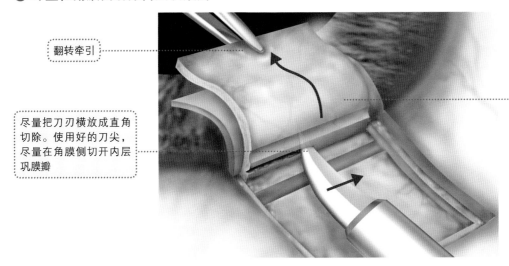

翻转牵引

尽量把刀刃横放成直角切除。使用好的刀尖，尽量在角膜侧切开内层巩膜瓣

巩膜向角膜方压着牵引，巩膜瓣的根部弯曲，尽量切断角膜侧

缝合巩膜瓣

■手术成功的要点

将外层巩膜瓣返回原来的位置并缝合，没有必要密缝。

缝合巩膜瓣的两角，制作巩膜窗。

❶ 开放Schlemm管外壁

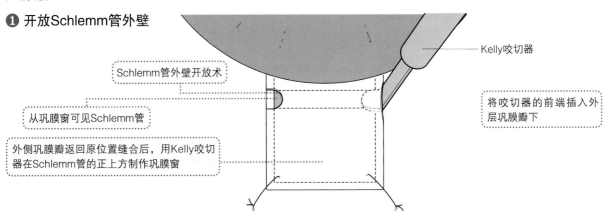

Schlemm管外壁开放术

从巩膜窗可见Schlemm管

外侧巩膜瓣返回原位置缝合后，用Kelly咬切器在Schlemm管的正上方制作巩膜窗

Kelly咬切器

将咬切器的前端插入外层巩膜瓣下

❷ 缝合巩膜瓣

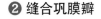

外层巩膜瓣返回原位置并缝合，在Schlemm管的正上方作巩膜窗

Schlemm管外壁开放术

断面图上可见缝的外层巩膜瓣

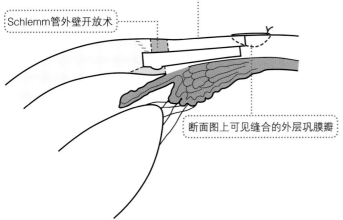

▼ **个人推荐**

Kelly咬切器

我在制作巩膜窗时使用Kelly咬切器。这个咬切器一般是在小梁切除时使用的，因为大小适合，在这里使用方便。

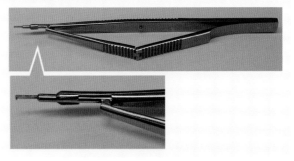

5. 联合白内障手术

黑田真一郎
永田眼科院长

联合手术难度大吗？

近来PEA是白内障手术的主流，联合手术不会增加小梁切开术的难度。采用合适的手术步骤和眼球的固定方式是联合手术成功的关键。

小梁切开术的部位

如果考虑将来有可能需要再次进行滤过手术，建议采取在眼球下方部位手术。

■以眼球转动的方向为要因——上方手术切口

上方切口手术的时候，无论是同一切口还是两个切口进行白内障手术都可以。在此叙述同一切口的手术步骤。

（1）制作外层巩膜瓣，在其下面制作PEA的角巩膜隧道（❶）。

（2）制作内层巩膜瓣，确认Schlemm管（❷）。

（3）进行PEA+IOL（❸）。

（4）前房追加注入黏弹剂，调整眼压适度后，把切开器插入Schlemm管（❹）。

（5）旋转切开器。

（6）切除内层巩膜瓣后，缝合外层巩膜瓣，巩膜瓣端Schlemm管正上方用咬切器施行外壁切开。

（7）缝合结膜后从角膜侧切口用双手I/A吸出前房内黏弹剂（❺）。

（8）前房注入BSS调整眼压。

❶ 制作PEA的角巩膜隧道

牵引固定线使眼球下转，做成外层巩膜瓣后，制作深层角巩膜隧道。

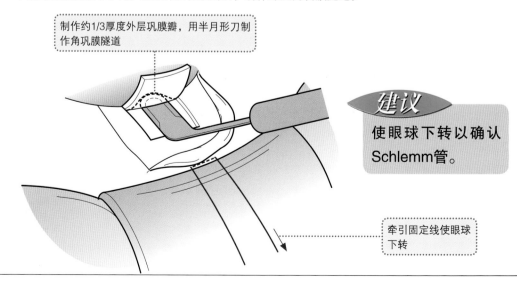

制作约1/3厚度外层巩膜瓣，用半月形刀制作角巩膜隧道

建议
使眼球下转以确认Schlemm管。

牵引固定线使眼球下转

❷ 确认Schlemm管

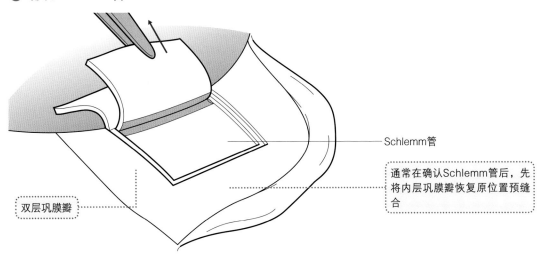

Schlemm管

通常在确认Schlemm管后，先
将内层巩膜瓣恢复原位置预缝
合

双层巩膜瓣

❸ 进行PEA+IOL

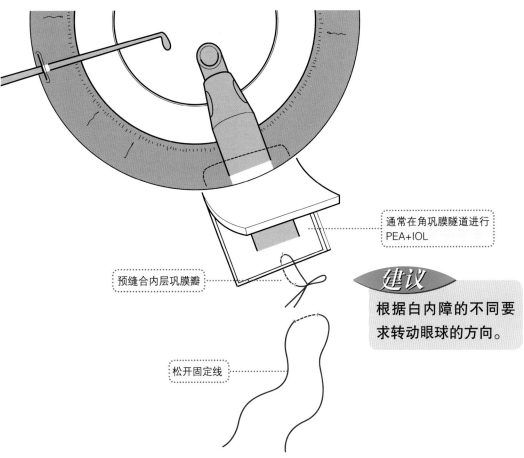

通常在角巩膜隧道进行
PEA+IOL

预缝合内层巩膜瓣

建议

根据白内障的不同要
求转动眼球的方向。

松开固定线

❹ 调整眼压后，插入切开器

追加注入黏弹剂调整眼压后，插入切开器

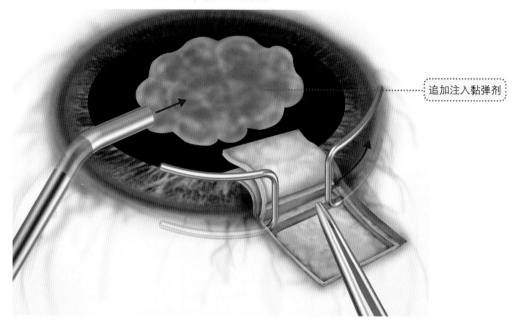

追加注入黏弹剂

建议

眼球转动的不同方向
· 在插入切开器之前——下转
· 旋转切开器时——正上方
· 咬切外层巩膜瓣时——下转

❺ 吸出黏弹剂及凝血块

缝合结膜后，用双手I/A将黏弹剂与凝血块
一起吸出。

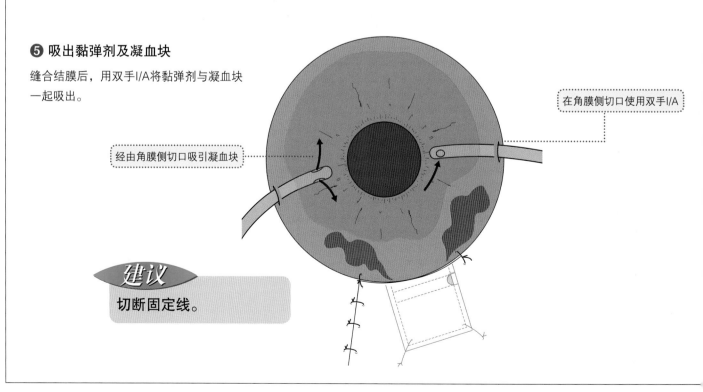

在角膜侧切口使用双手I/A

经由角膜侧切口吸引凝血块

建议

切断固定线。

■以眼球的转动方向为要因——下方手术切口

在此叙述不同切口的手术步骤：

（1）在小梁切开预定部位进行手术并确定Schlemm管（❶）。

（2）角膜切口进行PEA+IOL（最小角膜切口，双手操作）（❷），或者进行较小结膜切口的角巩膜切口。另外，插入IOL的部位可以在外层巩膜瓣下。

（3）PEA+IOL以后的步骤与上方切口的相同。

❶ 牵引固定线使眼球上转并切开小梁

向上方牵引固定线，在下方切开小梁，确定Schlemm管后，预缝合外层巩膜瓣。

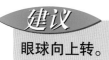

建议

眼球向上转。

向斜上方牵引2根固定线，使小梁切开部位于水平

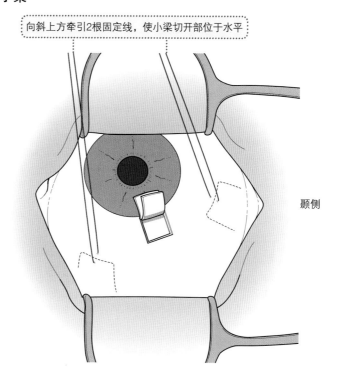

颞侧

❷ 角膜切口进行PEA+IOL

通常采用角膜切口，进行最小角膜切口，双手操作。

松开固定线

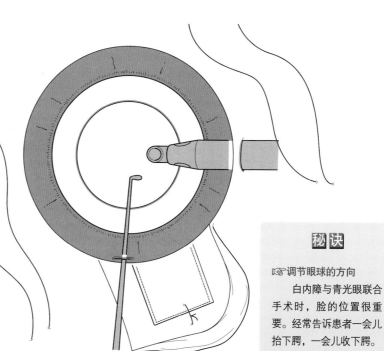

建议

根据白内障的步骤转动眼球方向。

建议

眼球转动的不同方向
· 在插入切开器之前——上转
· 旋转切开器时——正上方
· 咬切外层巩膜瓣时——上转

秘诀

☞调节眼球的方向

白内障与青光眼联合手术时，脸的位置很重要。经常告诉患者一会儿抬下腭，一会儿收下腭。

6. 术中并发症的处理

沟上志朗
爱媛大学大学院医学部视功能研究所外科学

制作巩膜瓣时的并发症

制作双层巩膜瓣的时候，经常会在内层巩膜瓣制作过程中出现小麻烦。制作均一厚度、能够透过瓣底部可透见葡萄膜组织色素的巩膜是手术的目的。

❶ 巩膜瓣的厚度与刀刃的关系

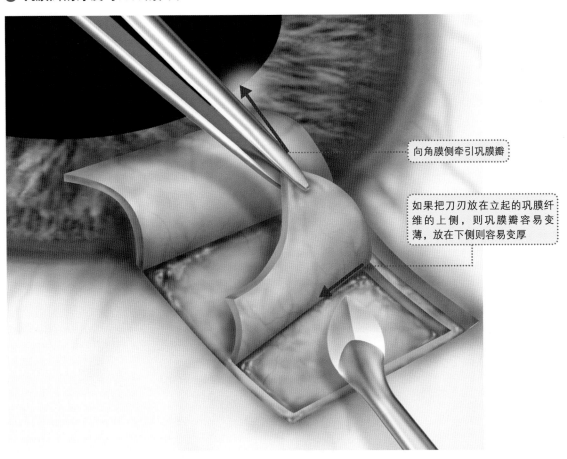

向角膜侧牵引巩膜瓣

如果把刀刃放在立起的巩膜纤维的上侧，则巩膜瓣容易变薄，放在下侧则容易变厚

❷ 内层瓣过薄的情况

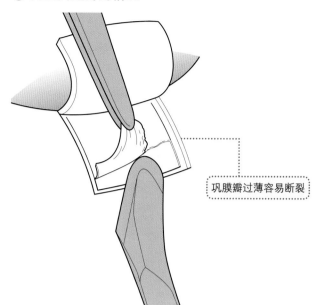

巩膜瓣过薄容易断裂

❸ 巩膜瓣扭断时的修复

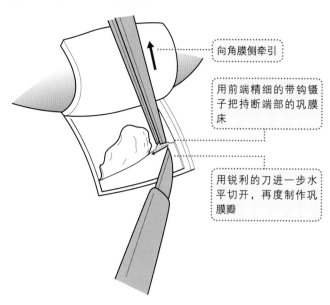

向角膜侧牵引

用前端精细的带钩镊子把持断端部的巩膜床

用锐利的刀进一步水平切开，再度制作巩膜瓣

❹ 内层巩膜瓣变厚，露出葡萄膜组织

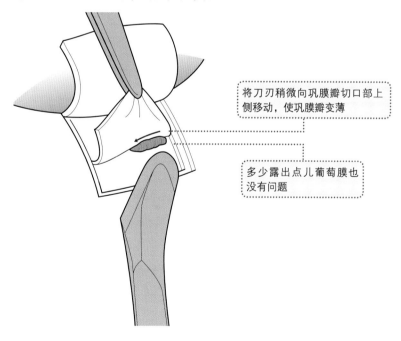

将刀刃稍微向巩膜瓣切口部上侧移动，使巩膜瓣变薄

多少露出点儿葡萄膜也没有问题

与确定Schlemm管及损伤相关的并发症

如果内层巩膜瓣厚度制作适当，首先暴露出与角膜缘平行、横向走行的巩膜突的组织纤维。用刀尖切断巩膜组织，开放全部或者一部分的Schlemm管外壁。

❶ 不能确定Schlemm管的原因

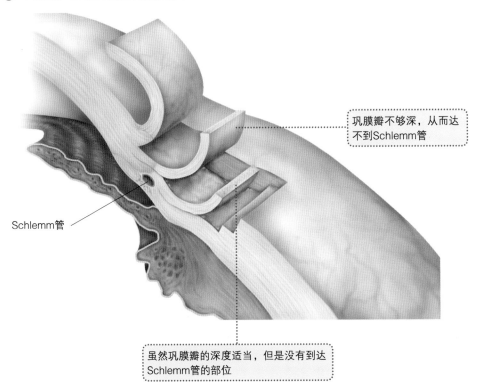

> 巩膜瓣不够深，从而达不到Schlemm管

Schlemm管

> 虽然巩膜瓣的深度适当，但是没有到达Schlemm管的部位

❷ 巩膜瓣未达到足够深度

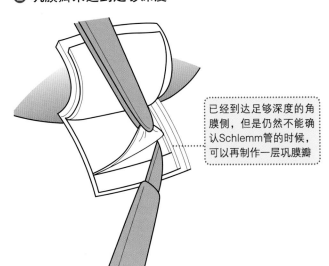

> 已经到达足够深度的角膜侧，但是仍然不能确认Schlemm管的时候，可以再制作一层巩膜瓣

❸ 做成的巩膜瓣已经足够深，但是不能确定Schlemm管

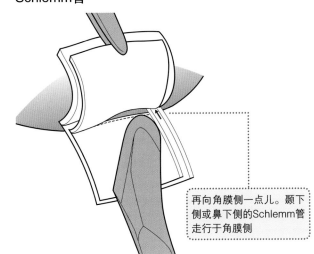

> 再向角膜侧一点儿。颞下侧或鼻下侧的Schlemm管走行于角膜侧

❹ Schlemm管的位置

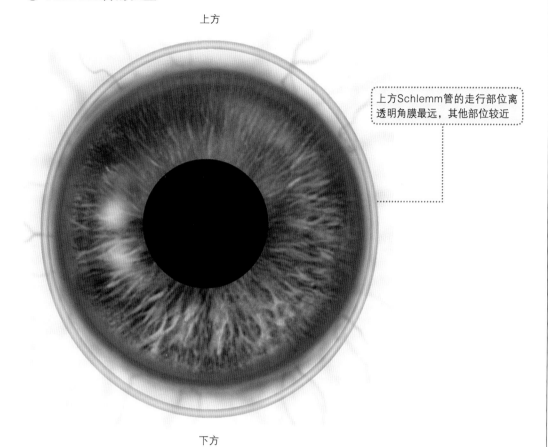

上方

上方Schlemm管的走行部位离透明角膜最远，其他部位较近

下方

❺ Schlemm管内壁损伤

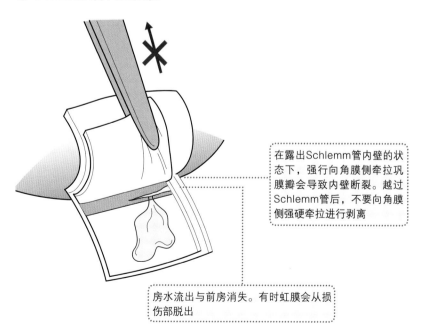

在露出Schlemm管内壁的状态下，强行向角膜侧牵拉巩膜瓣会导致内壁断裂。越过Schlemm管后，不要向角膜侧强硬牵拉进行剥离

房水流出与前房消失。有时虹膜会从损伤部脱出

❻ 由内壁损伤部位虹膜大量脱出

在虹膜上纵行切开一个小切口

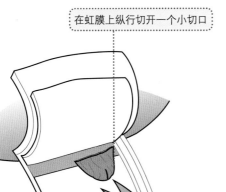

❼ 恢复虹膜

用虹膜回复器恢复脱出的虹膜

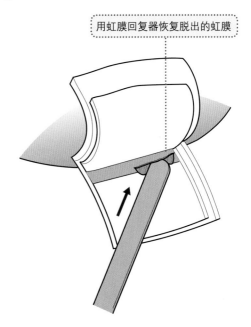

❽ 内壁的损伤扩大超过了暴露出的Schlemm管

从此处插入小梁切开器困难。制作修复用巩膜瓣

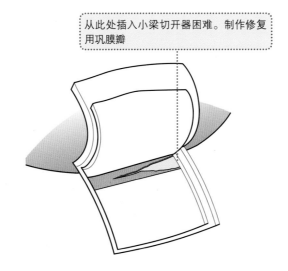

插入小梁切开器伴随的并发症

❶ 早期穿孔

没有很好固定小梁切开器，能确认脱入前房内的扩大器

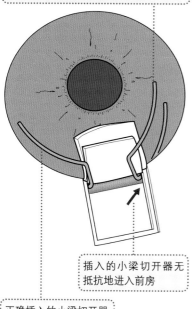

插入的小梁切开器无抵抗地进入前房

正确插入的小梁切开器

❷ 试着再插入

用曲率大的小梁切开器，有时候可以沿外壁将下方管的前端正确插入Schlemm管

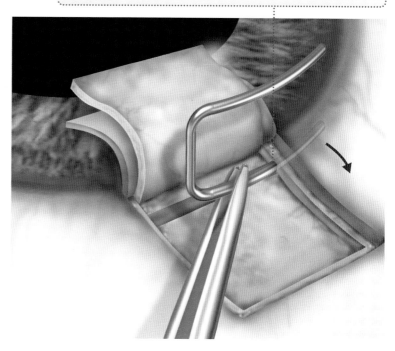

❸ 制作修复用巩膜瓣

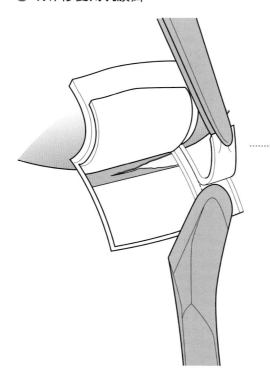

在巩膜瓣的侧方制作新的巩膜瓣

旋转小梁切开器时的并发症

　　将小梁切开器正确插入Schlemm管内，并适当进行旋转操作时，通常情况下，如果下方前端穿破内壁时只会感觉到轻微的抵抗。

　　不能顺利旋转操作时，如果过分旋转会导致严重的并发症。

❶ 低眼压，不能旋转小梁切开器

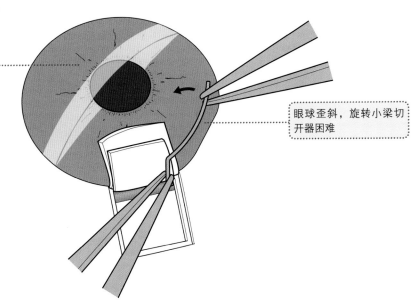

房水从Schlemm管内壁的损伤部位等漏出，导致前房变浅

眼球歪斜，旋转小梁切开器困难

❷ 形成前房

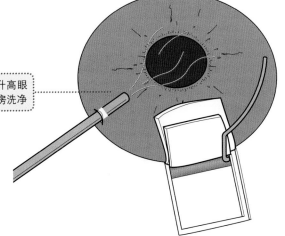

从角膜侧切口注入房水或者黏弹剂，升高眼压。注入黏弹剂时、结束时均要进行前房洗净

❸ 眼压不低，但是不能旋转小梁切开器

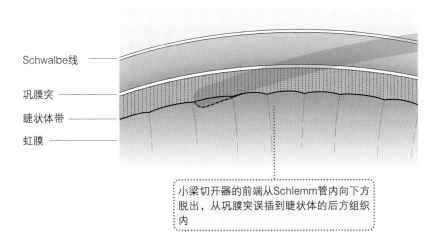

Schwalbe线

巩膜突

睫状体带

虹膜

小梁切开器的前端从Schlemm管内向下方脱出，从巩膜突误插到睫状体的后方组织内

❹ 再插入的情况

途中拔出小梁切开器，再正确插入。

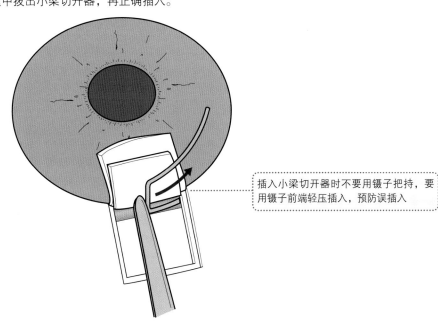

插入小梁切开器时不要用镊子把持，要用镊子前端轻压插入，预防误插入

❶ 切开的范围小

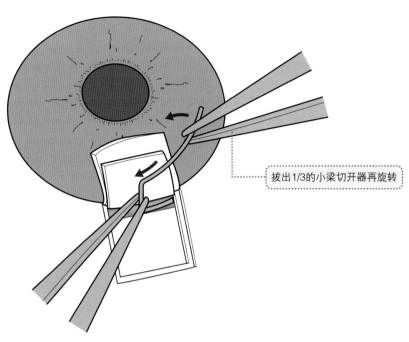

拔出1/3的小梁切开器再旋转

❷ V形刀切开Schlemm管内壁

前房内注满黏弹剂，房角镜下用V形刀切开小梁切开器前端部位的内壁后再旋转

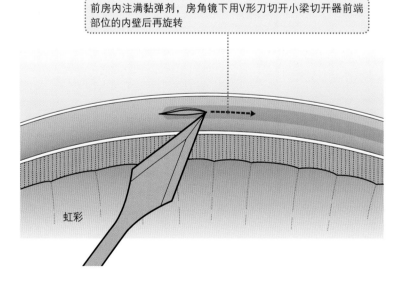

虹彩

Descemet膜脱离及Descemet膜下血肿

❶ 小梁切开器的旋转方向与Descemet膜剥离

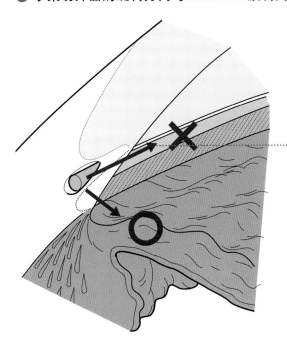

小梁切开器的回转方向靠近角膜侧，容易发生Descemet膜剥离

❷ Descemet膜剥离

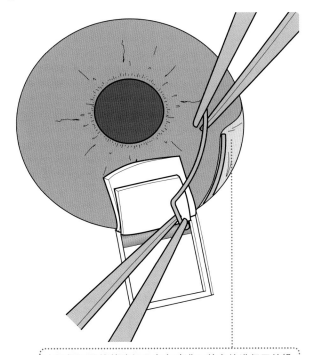

小梁切开器的前端如果未穿破进入前房就进行回转操作时容易剥离。透明的Descemet膜剥离是很容易辨认的。直接终止回转

❸ 发生Descemet膜下血肿

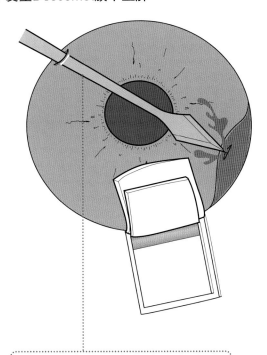

剥离的Descemet膜下刚刚出现血液潴留时，在对侧V形刀切开Descemet膜的一部分，预防血肿扩大

7. 术后管理

稻谷　大
熊本大学医学部附属医院眼科讲师

　　与小梁切除术比较，术中及术后的并发症少，术后管理的烦恼也少，这是小梁切开术的优点。小梁切开术的术后管理，大体分为针对术中并发症的术后处理、术后早期出现的前房出血及眼压升高的处理、长期眼压管理措施3类。

针对术中并发症的术后处理

　　因小梁切开器所致的并发症是小梁切开术术中最多的并发症。

小梁切开术术中、术后并发症的发生比率

	原发性开角型青光眼（357眼）眼数（%）	剥脱性青光眼（82眼）眼数（%）
小梁切开早期穿孔	14（3.9）	3（3.7）
Descemet膜剥离	2（0.6）	4（4.9）
睫状体断裂	1（0.3）	1（1.2）
白内障进展	10（2.8）	3（3.7）
角膜水肿	2（0.6）	0（0）
浅前房	1（0.3）	0（0）
黄斑水肿	1（0.3）	0（0）
滤过泡形成	13（3.6）	0（0）

❶ 回转小梁切开器易引起Descemet膜下血肿

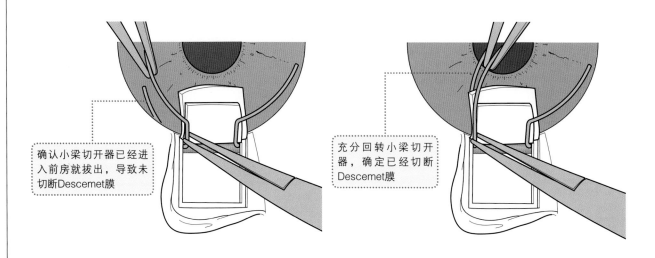

确认小梁切开器已经进入前房就拔出，导致未切断Descemet膜

充分回转小梁切开器，确定已经切断Descemet膜

❷ Descemet膜下血肿

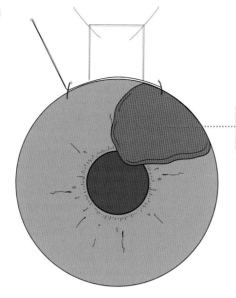

在Descemet膜未切断的盲端部位潴留房水静脉逆流而来的血液。因此，Descemet膜下血肿渐渐变大，导致Descemet膜剥离加剧

❸ Descemet膜下血肿的处理

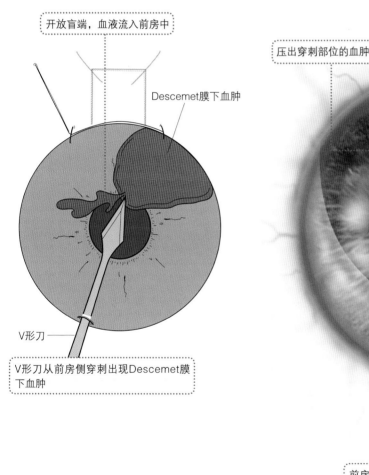

开放盲端，血液流入前房中

Descemet膜下血肿

V形刀

V形刀从前房侧穿刺出现Descemet膜下血肿

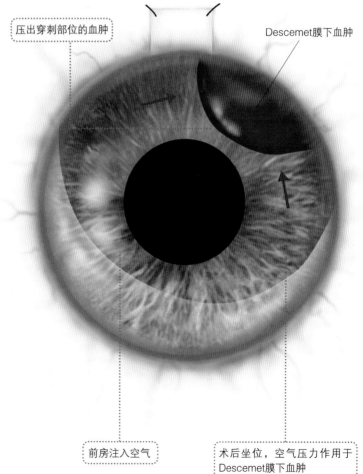

压出穿刺部位的血肿

Descemet膜下血肿

前房注入空气

术后坐位，空气压力作用于Descemet膜下血肿

❹ 回转小梁切开器时发生虹膜睫状体损伤的特点

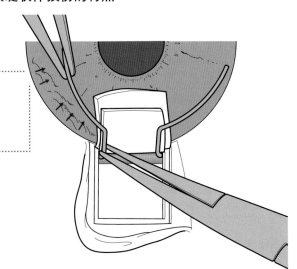

小梁切开器慢慢地向前房回转，通过角膜应该清晰地看见扩大器的头端，如果看不见，可能发生了误插

活动小梁切开器抵抗变强，虹膜根部向前房部移动。应考虑小梁切开器的误插

❺ 针对睫状体脱离的措施

小梁切开术的术后眼压，一般超过15mmHg。合并睫状体脱离时，眼压可能会低于7mmHg，变成低眼压。

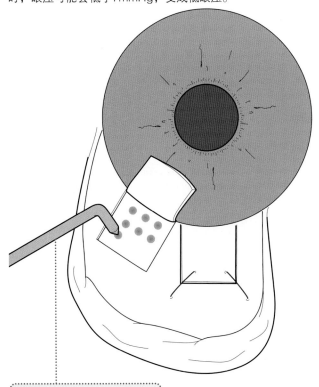

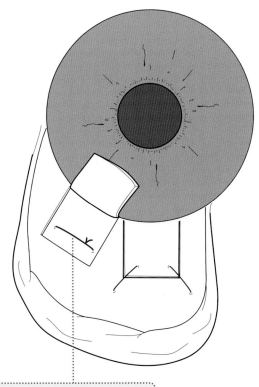

在睫状体脱离部制作2/3厚的巩膜瓣，电凝针刺入凝固睫状体

距离角膜缘3mm的地方，平行角膜缘用10-0尼龙线通过巩膜缝合睫状体

❻ 联合白内障手术时的破囊

前房的血液通过破裂的后囊，落入玻璃体中，术后发生玻璃体混浊，导致视力恢复很慢。

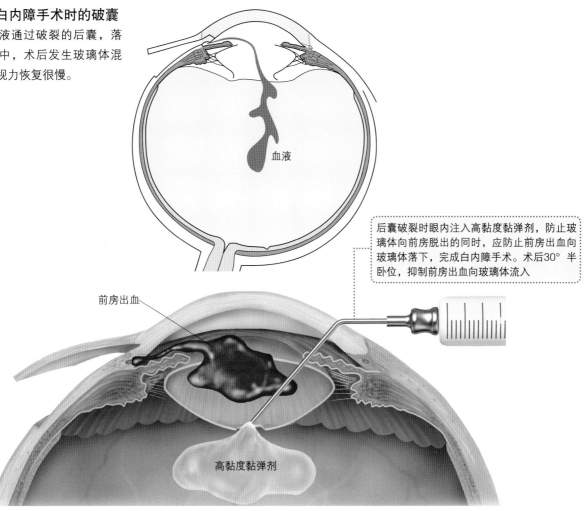

血液

前房出血

高黏度黏弹剂

> 后囊破裂时眼内注入高黏度黏弹剂，防止玻璃体向前房脱出的同时，应防止前房出血向玻璃体落下，完成白内障手术。术后30° 半卧位，抑制前房出血向玻璃体流入

术后早期出现的前房出血及眼压升高的处理

　　前房出血与眼压升高是最常见的小梁切开术术后早期的并发症。小梁切开术的手术技术完美，术后前房压低，从Schlemm管或者集合管引流的上巩膜静脉来的血液逆流而出现术后前房出血，也就是说术后前房出血意味着手术成功。约25％的小梁切开术的患者术后可见一过性的眼压升高。

❶ 前房出血与术后体位

术后1天出现前房出血。经过观察可以自然吸收。

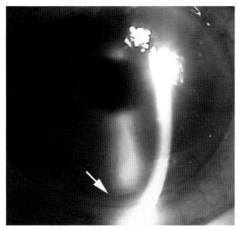

从12点位进行小梁切开，为了让切开的Schlemm管不积存血液，把床抬高30° 或者枕头抬高就寝。

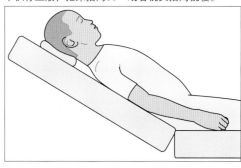

❷ 前房出血诱发眼压升高

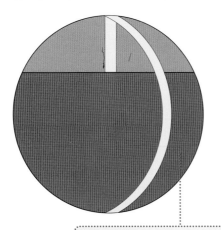

血液

累及瞳孔边缘附近的大量前房出血, 有时引起超过50mmHg的眼压骤升。眼压高、前房大量积血可能导致角膜血染

用I/A吸除血液。有晶体眼的时候, 为了不损伤晶体, 术前进行毛果芸香碱缩瞳点眼

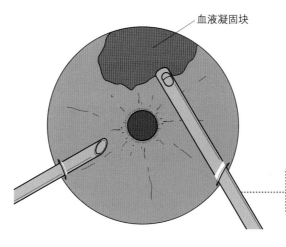

血液凝固块

凝固的血液用玻璃体切割头切除、吸引。注意, 太过吸引容易导致角膜内皮障碍

去除前房出血的同时, 迅速降低眼压

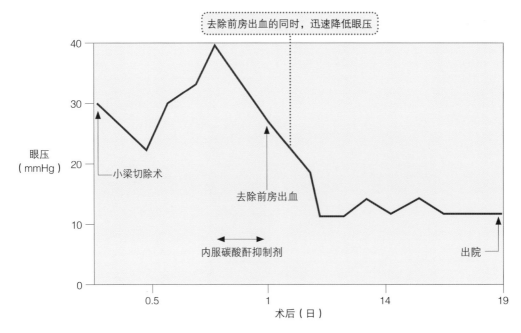

❸ 小梁切开术后形成的滤过泡

术后早期形成浅的滤过泡。

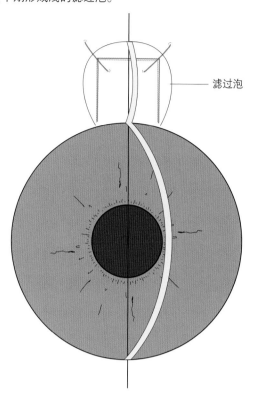

滤过泡

单纯小梁切开术与眼压骤升的发生率与术后早期一过性滤过泡形成的比例

联合应用巩膜瓣咬切术的术后一过性滤过泡的比率高。可是，最终残留滤过泡的比例是8%。联合应用巩膜瓣咬切术眼压骤升的比例有变少的倾向。

	单纯小梁切开术 （ $n=51$ ）	联合应用巩膜瓣咬切术 （ $n=40$ ）
眼压骤升（＞30mmHg）	11（22%）	6（15%）
术后早期一过性滤过泡形成	0（0）	40（100%）

长期眼压管理措施

　　抗菌药与氟尿嘧啶等类固醇药是术后基本的点眼药。联合白内障手术时，也并用非甾体类抗炎药物点眼。边术后眼压检测，边合并用前列腺素药、β受体阻断药、碳酸酐酶抑制剂。

　　即使成功进行小梁切开术，术后的眼压最终只能降低10mmHg以上。有报道显示：即使联合应用青光眼眼药，5年间眼压维持在不到20mmHg的比例大约是：原发性开角型青光眼是58%，剥脱性青光眼是73.5%。对于经过术后3个月以上并应用点眼药、持续的高眼压及眼压再上升的病例，需要施行并联合应用丝裂霉素的小梁切除术。

小梁切开术的术后点眼药

术后早期点眼
抗菌药物点眼
激素类药点眼
非甾体类抗炎药点眼（联合白内障手术时）
对应眼压
前列腺素关联药
β受体阻断药
碳酸酐酶抑制剂

术后眼压骤升的点眼与眼压推移

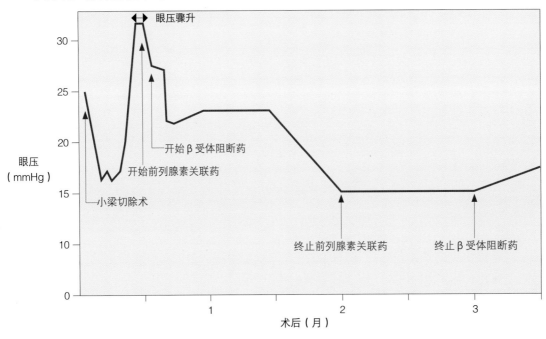

小梁切开术的成功率（＜20mmHg）

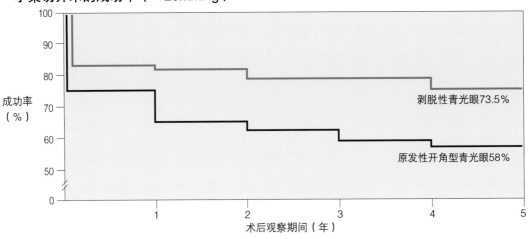

❶ 小梁切除术切开结膜的设计

避开小梁切开术的放射状结膜切开的部位进行小梁切除。

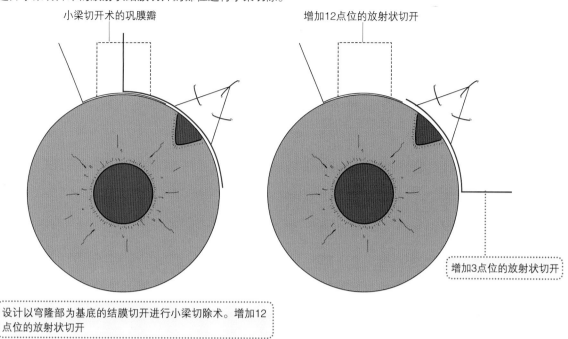

小梁切开术的巩膜瓣

增加12点位的放射状切开

增加3点位的放射状切开

设计以穹隆部为基底的结膜切开进行小梁切除术。增加12点位的放射状切开

❷ 上方施行过小梁切开术的病例再进行小梁切除术后的滤过泡

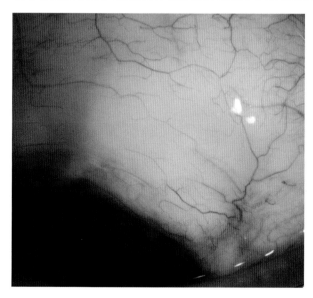

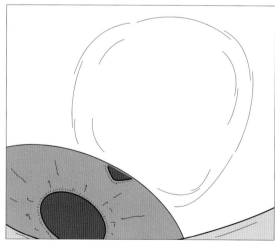

Ⅲ

其他手术方式

1. PEA/IOL

2. 周边虹膜切除术

3. 非穿透小梁切除术

4. 黏弹剂注入手术

5. 睫状体手术

6. 房角切开术

7. 房角粘连分离术

8. 青光眼引流阀植入手术

9. 新式青光眼手术的萌芽
（小梁切开术和Schlemm管切开术）

1. PEA/IOL

野中淳之

京都大学大学院医学部研究所眼科学

　　晶状体导致的原发性闭角型青光眼，通过白内障手术解除功能上的闭塞，达到根治目的。但是由于原发性闭角型青光眼的特点，加大了白内障的手术难度。例如，原发性房角关闭导致中央前房变浅、悬韧带脆弱、角膜内皮损伤，特别是急性发作、角膜水肿等。因此，实际的操作就是在狭窄的前房内进行白内障手术，还要保护悬韧带和角膜内皮。

术式和难点

❶ 角巩膜切开

> 原发性闭角型青光眼患者睑裂小、眼窝深，建议角膜切口方便操作

❷ 前房形成

> 浅前房，高玻璃体压力，一般黏弹剂很难维持前房，建议用Hellon-GV

❸ CCC（continuous curvilinear capsulorrhexis）截囊针角度

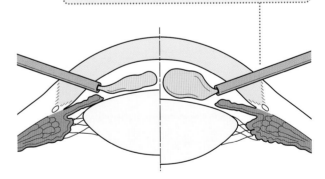

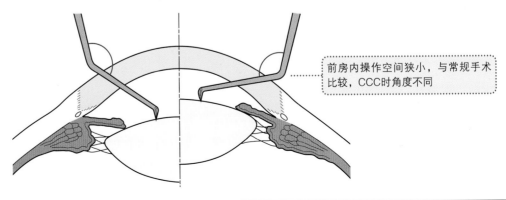

> 前房内操作空间狭小，与常规手术比较，CCC时角度不同

❹ 脆弱的悬韧带和CCC

截囊针刺不破前囊

前囊皱襞，无法正常CCC

CCC过小

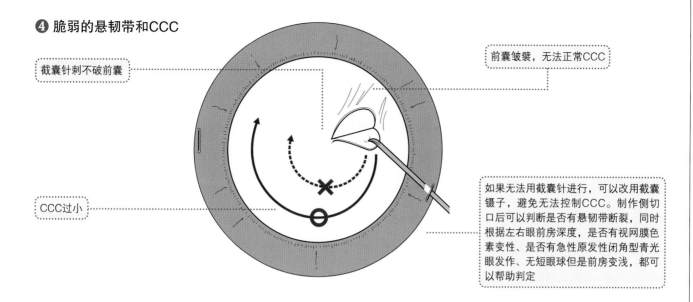

如果无法用截囊针进行，可以改用截囊镊子，避免无法控制CCC。制作侧切口后可以判断是否有悬韧带断裂，同时根据左右眼前房深度、是否有视网膜色素变性、是否有急性原发性闭角型青光眼发作、无短眼球但是前房变浅，都可以帮助判定

❺ 角膜内皮损伤

原发性闭角型青光眼，或者接受过激光虹膜切开手术，或者Fuchs综合征的患者易发生角膜内皮损伤

使用分散的黏弹剂进行软性超声

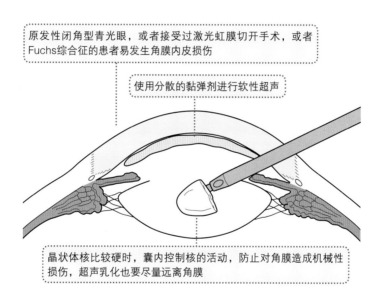

晶状体核比较硬时，囊内控制核的活动，防止对角膜造成机械性损伤，超声乳化也要尽量远离角膜

❻ 悬韧带脆弱的白内障手术

如果悬韧带脆弱，白内障手术中容易发生断裂，需要注意保护。

不要压迫晶状体

利用调瓣杆之类时，尽量不要牵拉前囊

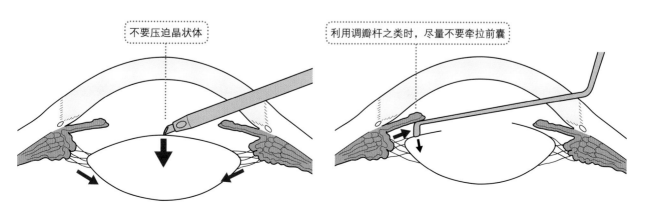

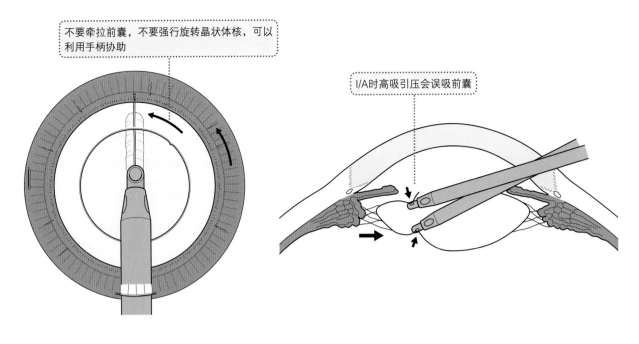

不要牵拉前囊，不要强行旋转晶状体核，可以利用手柄协助

I/A时高吸引压会误吸前囊

❼ 悬韧带断裂

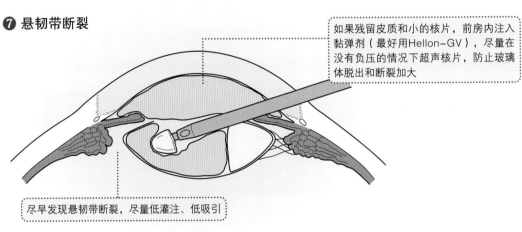

如果残留皮质和小的核片，前房内注入黏弹剂（最好用Hellon-GV），尽量在没有负压的情况下超声核片，防止玻璃体脱出和断裂加大

尽早发现悬韧带断裂，尽量低灌注、低吸引

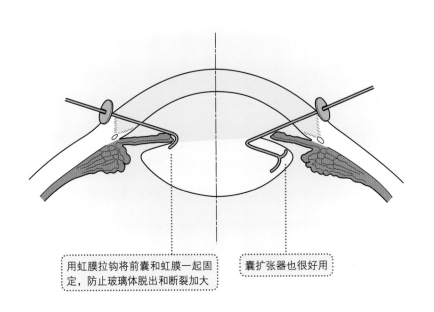

用虹膜拉钩将前囊和虹膜一起固定，防止玻璃体脱出和断裂加大

囊扩张器也很好用

110

❽ 原发性闭角型青光眼高眼压下的白内障手术

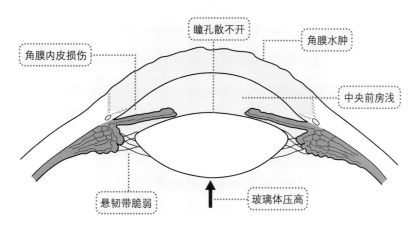

角膜内皮损伤　瞳孔散不开　角膜水肿
中央前房浅
悬韧带脆弱　玻璃体压高

❾ 联合玻璃体切除

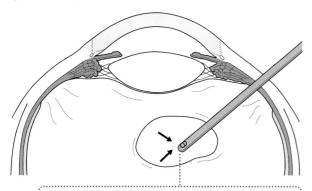

原发性闭角型青光眼高眼压下进行白内障手术玻璃体压力高，即使一过性眼压下降，手术中由于散瞳导致眼压升高。联合玻璃体切除手术降低玻璃体压力，保证手术顺利进行

❿ 眼内植入人工晶状体后CCC变形

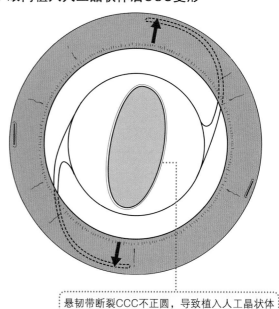

悬韧带断裂CCC不正圆，导致植入人工晶状体后CCC变形

术后管理

悬韧带脆弱的原因导致手术中CCC过小，术后前囊收缩。如果术后早期收缩可以行YAG激光治疗，减低前囊张力。术后眼压如果控制不良，可以考虑以下原因：术后应用激素点眼，停止激素点眼；严重的房角损伤–房角解离手术；开角型青光眼–小梁切除或者切开术。

术后点眼出现激素性反应（需要注意）→停用激素点眼
重度器质性房角阻塞→房角分离术
合并开角型青光眼→小梁切除术或者小梁切开术

---

2. 周边虹膜切除术

木内良明

广岛大学大学院医学部医齿药综合研究所视觉病态学教授

　　虹膜上造孔是改善前后房交通的术式。在缓解患者的疼痛、减少并发症的同时迅速完成手术。

术前准备和麻醉

　　应用药物降低眼压，毛果芸香碱不仅可以降低眼压，而且有助于手术顺利进行。发作过程中痛感明显，不能只用表面麻醉，建议筋膜囊下注射，但是为防止球后出血不建议球后麻醉。

术式和难点

❶ 牵引线

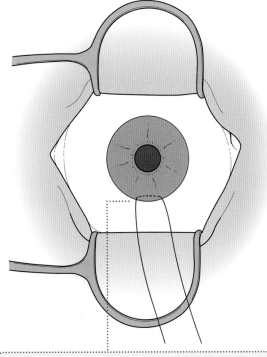

12点位预置牵引线，同时在这个部位进行手术，对于躲避12点位的初学者一般在3点位或者9点位

❷ 结膜切开

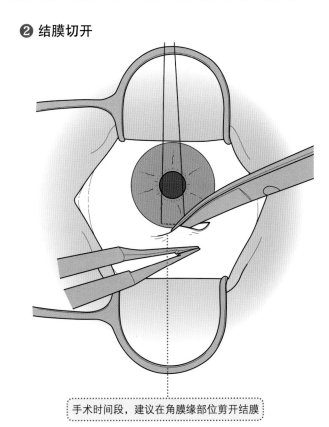

手术时间段，建议在角膜缘部位剪开结膜

❸ 前房穿刺

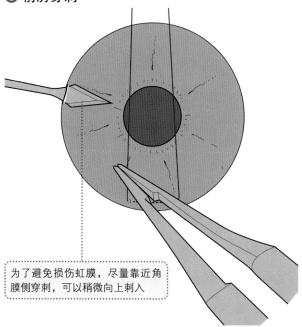

为了避免损伤虹膜，尽量靠近角膜侧穿刺，可以稍微向上刺入

❺ 切开角巩膜②

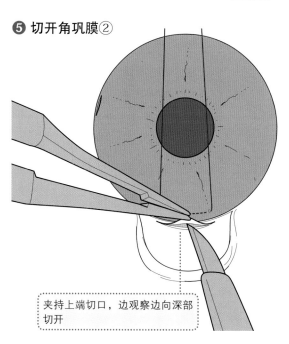

夹持上端切口，边观察边向深部切开

❹ 切开角巩膜①

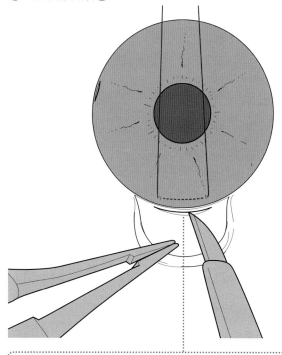

沿着角膜缘切开3~4mm，将刀刃垂直，为了防止虹膜嵌顿，尽量制作自闭式切口

❻ 切开角巩膜③

紧紧夹持上方切口，进入前房时就不会损伤组织

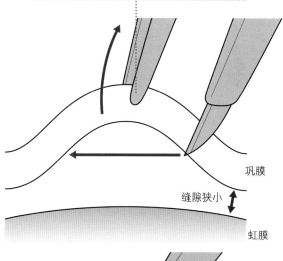

巩膜

缝隙狭小

虹膜

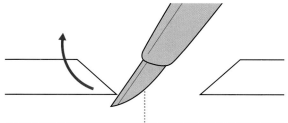

与外侧切口比较，内侧切口短，在角巩膜切口下，深入刀，从下方向上方扩大切口

天堂与地狱：地狱篇

晶状体脱出

　　有明显的青光眼发作病史，前房形态异常，晶状体位置与对侧眼比较靠前，周边虹膜切除术后第1天观察，吓了一跳，晶状体不见了，掉到玻璃体里了。由于悬韧带脆弱，晶状体前移，与其说是瞳孔阻滞，不如说是睫状体阻滞导致高眼压，单纯切除虹膜不能缓解高眼压，借助于天堂的"神力"将晶状体送入玻璃体，使眼压下降，从那时起知道了：即使有瞳孔阻滞，角膜与晶状体的位置也不会改变。

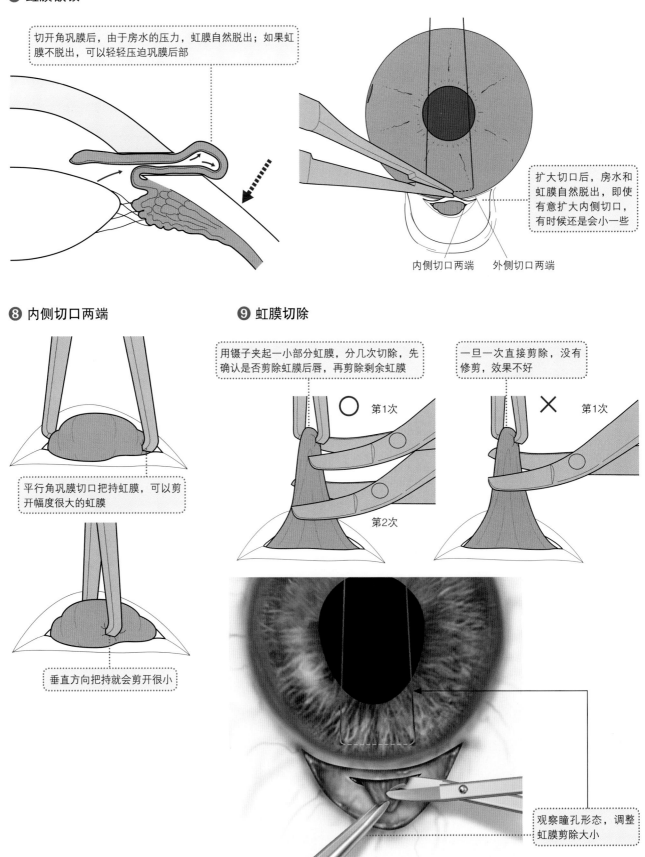

❼ 虹膜嵌顿

切开角巩膜后，由于房水的压力，虹膜自然脱出；如果虹膜不脱出，可以轻轻压迫巩膜后部

扩大切口后，房水和虹膜自然脱出，即使有意扩大内侧切口，有时候还是会小一些

内侧切口两端　外侧切口两端

❽ 内侧切口两端

平行角巩膜切口把持虹膜，可以剪开幅度很大的虹膜

垂直方向把持就会剪开很小

❾ 虹膜切除

用镊子夹起一小部分虹膜，分几次切除，先确认是否剪除虹膜后唇，再剪除剩余虹膜

○　第1次

第2次

一旦一次直接剪除，没有修剪，效果不好

✕　第1次

观察瞳孔形态，调整虹膜剪除大小

❿ 回复虹膜

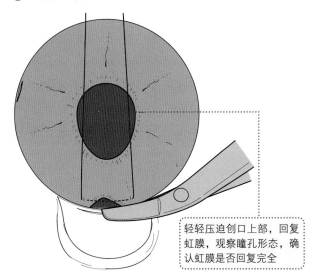

轻轻压迫创口上部，回复虹膜，观察瞳孔形态，确认虹膜是否回复完全

⓫ 缝合创口（确认是否渗漏）

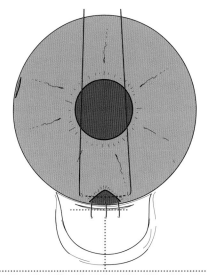

用10-0缝线结节缝合，房水渗漏容易引起恶性青光眼，一定要认真对待

⓬ 缝合结膜

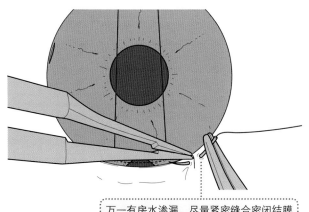

万一有房水渗漏，尽量紧密缝合密闭结膜

⓭ 滤过泡

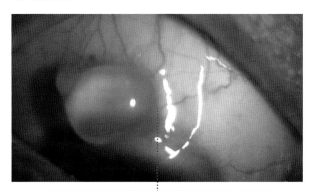

角巩膜创口部位如果有房水滤过，容易形成滤过泡

术后管理

阿托品散瞳，维持前房。

秘诀

☞小梁切除手术再手术的结膜分离

即使有手术既往史，也可以分离结膜。曾经接受过滤过手术，或者白内障手术，再进行小梁切除手术时，人们往往选择3点位、9点位或者下方。但是术者有时候采用下面的方法：

首先，结膜下注入含有肾上腺素的麻药，如果剥离困难，可以注入黏弹剂或者用钝性针头剥离，从已经分离开的部位向粘连的部位逐渐分离，边分离边注入麻药，使组织膨润，用分离刀左右摆动。由于结膜组织的膨润，玻璃刀的反复分离，最后会达到剥离结膜的目的。

在放弃之前不妨试试。

3. 非穿透小梁切除术

谷户正树
岛根大学医学部眼科学讲师

非穿透小梁切除术是保留小梁组织，切除角膜缘部的深层巩膜和Schlemm管。与常规小梁切除手术相比，没有术后低眼压、发生滤过泡渗漏的概率小、安全性好，但是术后眼压下降水平低。如果想达到一定的降眼压效果，手术中应联合应用MMC以及Schlemm管内壁内皮、旁Schlemm管结缔组织等切除术，要求技术水平高。

❶ 牵引线和穹隆部为基底的结膜剪开

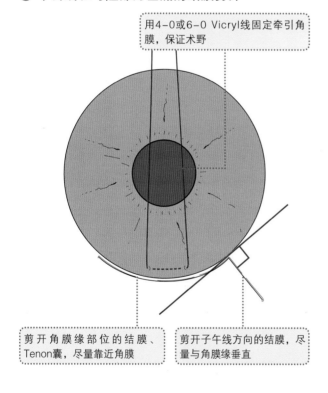

用4-0或6-0 Vicryl线固定牵引角膜，保证术野

剪开角膜缘部位的结膜、Tenon囊，尽量靠近角膜

剪开子午线方向的结膜，尽量与角膜缘垂直

❷ 制作浅层巩膜瓣，切开巩膜

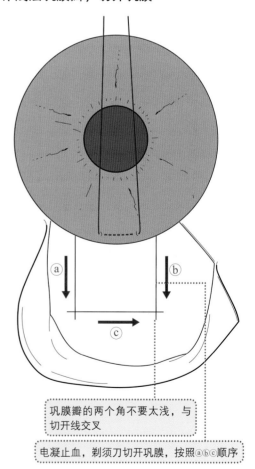

巩膜瓣的两个角不要太浅，与切开线交叉

电凝止血，剃须刀切开巩膜，按照ⓐⓑⓒ顺序

❸ 制作浅层巩膜瓣，决定巩膜瓣的深度

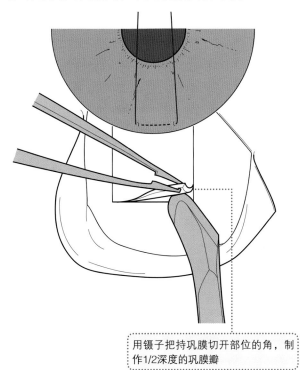

用镊子把持巩膜切开部位的角，制作1/2深度的巩膜瓣

❹ 制作浅层巩膜瓣达到角膜实质层

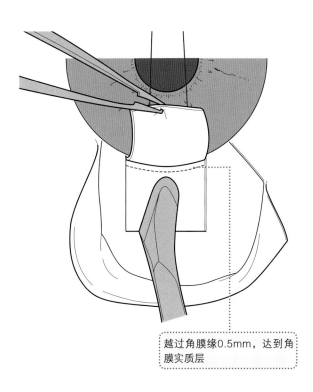

越过角膜缘0.5mm，达到角膜实质层

❺ 涂抹MMC

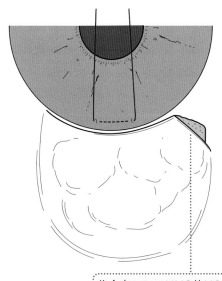

将含有0.04%MMC的MQA棉棒放在结膜下、巩膜瓣上3min，用100～200mL的生理盐水冲洗干净

❻ 制作深层巩膜瓣，切开巩膜

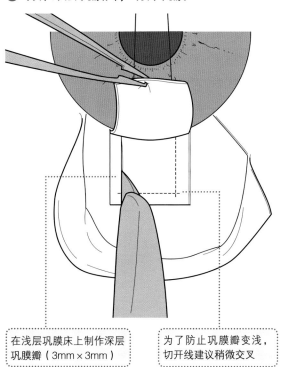

在浅层巩膜床上制作深层巩膜瓣（3mm×3mm）

为了防止巩膜瓣变浅，切开线建议稍微交叉

❼ 制作深层巩膜瓣，暴露Schlemm管

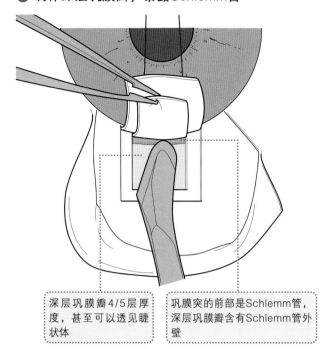

深层巩膜瓣4/5层厚度，甚至可以透见睫状体

巩膜突的前部是Schlemm管，深层巩膜瓣含有Schlemm管外壁

❽ 切除深层巩膜

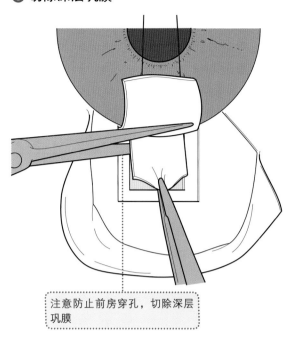

注意防止前房穿孔，切除深层巩膜

建议

深层巩膜瓣要做在Schlemm管前方，暴露Descemet膜（改良NPT手术）。

❾ 用钩针剥离Schlemm管内壁内皮和旁Schlemm管结缔组织

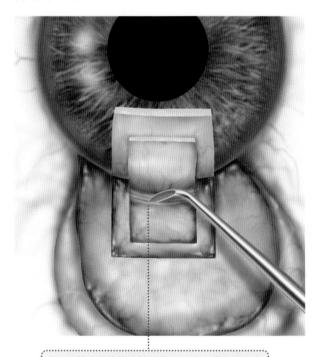

用26G针头制作的钩针剥离Schlemm管内壁内皮

❿ 用镊子剥离Schlemm管内壁内皮和旁Schlemm管结缔组织

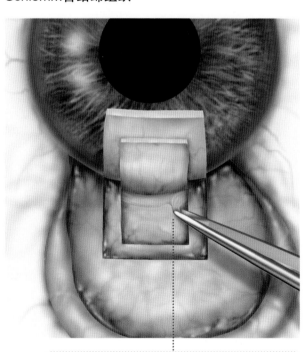

用NPT镊子夹持Schlemm管的结缔组织。剥脱性青光眼、房角色素沉着等病例，组织显示淡茶色

⓫ 永田氏NPT镊子（Geuder公司）

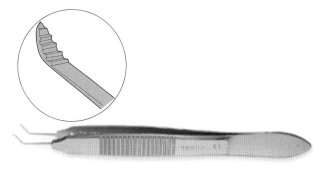

⓬ 缝合浅层巩膜瓣

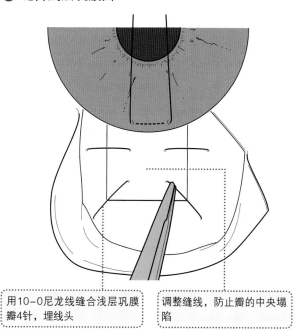

用10-0尼龙线缝合浅层巩膜瓣4针，埋线头

调整缝线，防止瓣的中央塌陷

⓭ 缝合结膜

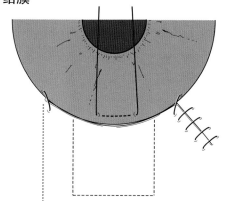

用10-0尼龙线，可以连续或间断缝合，特别是角膜缘部位的子午线方向

秘诀

☞提高显微镜放大倍率

　　小梁切开术、小梁开大术、非穿透性小梁切除术等非滤过性青光眼手术，关键是暴露Schlemm管和Descemet膜，手术操作要求精细，像手术的"过山车"一样，如何更好地顺利完成手术值得研究。从深层巩膜到Schlemm管的时候，需要放大倍率，明确组织，再有就是剥离Schlemm管内皮以及旁Schlemm管结缔组织，有句老话：人类的手只要能够看到的，就能够操作，就和玻璃体手术中剥离内界膜是一样的。

　　本人推荐：过去用的巩膜切开刀都是剃须刀样的，自己在手术中临时制作，但是没有办法制作完全一样的刀刃。现在已经有公司生产出适合青光眼巩膜瓣手术的刀片，这种刀片的背部是圆形的，在切开Schlemm管时安全有效，特别适用于非穿透手术，非常好。

个人推荐

　　过去做板层巩膜瓣时使用的刀都是剃须刀做的，用持针器夹着剃须刀片一掰很容易就可以做一个，但是每一次做出来刀片不一样，这次可能好用，下次可能不好用。自从有了正规的板层巩膜瓣的隧道刀生产之后，再没有人使用剃须刀制作刀片了。过去的刀片背面是圆的，非常安全，在进行非穿透小梁切除手术时，特别是制作Descemet膜剥离和Schlemm管内壁剥离手术时，常常想起剃须刀片！有一次在参加学术会议时发现了一种新型的类似于剃须刀的板层巩膜隧道刀，姑且叫它现代化剃须刀吧！真是感叹现代科技的进步！

4. 黏弹剂注入手术

谷户正树
岛根大学医学部眼科学讲师

　　黏弹剂注入手术是制作两个椭圆形巩膜瓣，切除深层巩膜瓣，在Schlemm管内注入高分子黏弹剂，是一种非穿透性滤过青光眼手术。适合初期至中期的开角型青光眼。特别需要明确暴露出Schlemm管开口部和Descemet膜，考虑到可能需要再进行滤过手术，一般建议切口在下方。

❶ 牵引线与穹隆部为基底的结膜剪开

4-0黑线、6-0 Vicryl 牵引线固定角膜，下转眼球，保证术野

尽量靠近角膜缘切开结膜

于角膜缘垂直子午线方向切开结膜

❷ 制作浅层巩膜瓣，标记浅层巩膜瓣的切开部位

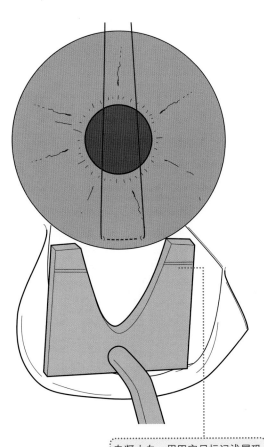

电凝止血，用固定尺标记浅层巩膜切开部位（5mm×5mm）

❸ 黏弹剂注入手术的专用固定尺（Duckworth & Kent公司）

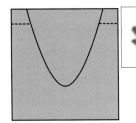

❹ 制作浅层巩膜瓣，决定巩膜瓣深度

沿着标记线切开巩膜瓣，用镊子把持巩膜，深度大约为1/2巩膜厚度

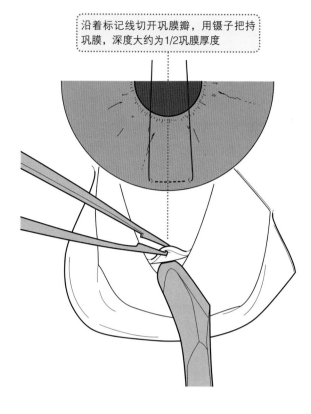

❺ 制作浅层巩膜瓣，达到角膜实质层

越过角膜缘1mm，达到角膜实质层

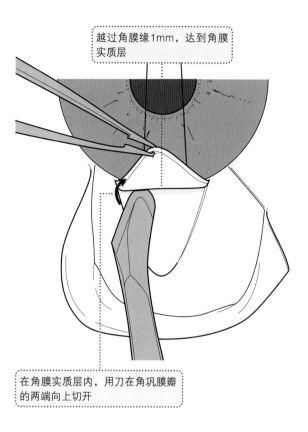

在角膜实质层内，用刀在角巩膜瓣的两端向上切开

❻ 制作深层巩膜瓣，切开巩膜

在浅层巩膜床上制作深层巩膜瓣（4mm×4mm）

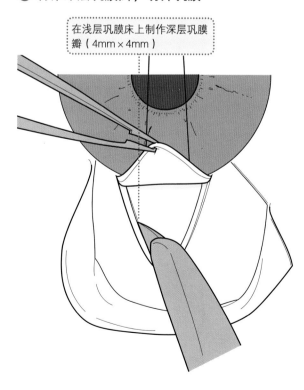

❼ 制作深层巩膜瓣，深层巩膜瓣要达到Schlemm管前方

巩膜突的前方直接连接Schlemm管，Schlemm管外壁包含在深层巩膜瓣内

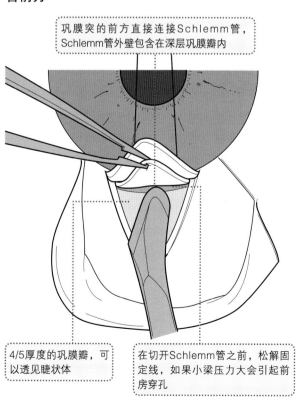

4/5厚度的巩膜瓣，可以透见睫状体

在切开Schlemm管之前，松解固定线，如果小梁压力大会引起前房穿孔

❽ 制作深层巩膜瓣，暴露Descemet膜

为了避免破坏Descemet膜，尽量不要用力牵拉深层巩膜瓣

在巩膜突前方1mm处暴露Descemet膜

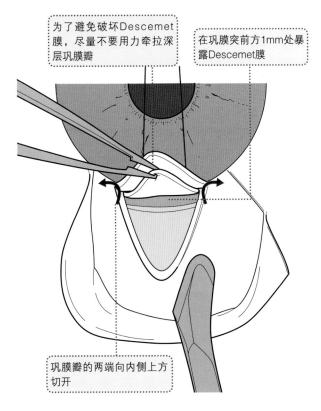

巩膜瓣的两端向内侧上方切开

❾ 切除深层巩膜（制弧）

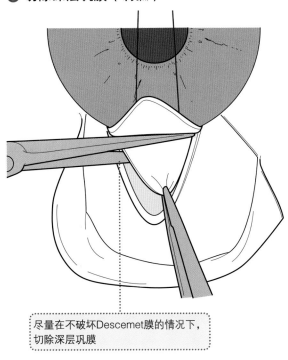

尽量在不破坏Descemet膜的情况下，切除深层巩膜

❿ Schlemm管内注入黏弹剂

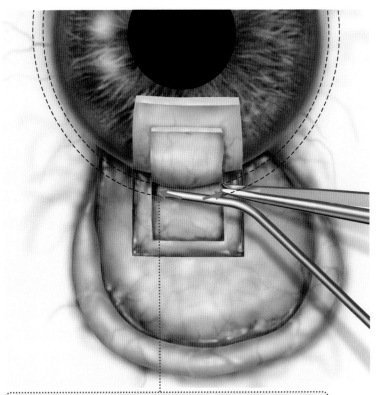

30G针头插入Schlemm管两端，注入Hellon-GV或者黏弹剂，先在开口部位注入，然后缓慢推注

⑪ 30G黏弹剂针头（鸿达公司）

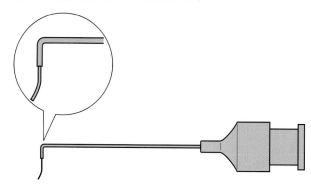

⑫ 缝合浅层巩膜

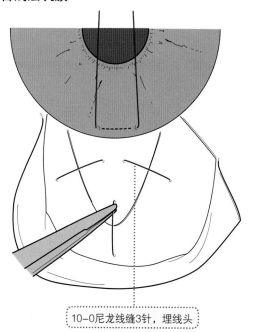

10-0尼龙线缝3针，埋线头

⑬ 缝合结膜

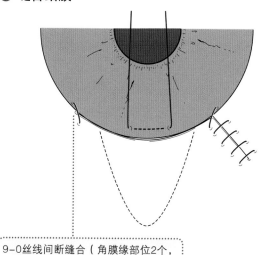

9-0丝线间断缝合（角膜缘部位2个，子午线切开部位3个），也可用10-0尼龙线连续缝合

秘诀

☞降低眼压，松解固定线

改良NPT手术，其实是一种联合深层巩膜切除的小梁切开手术。共同点是制作深层巩膜瓣，并且越过Schlemm管。如果Descemet膜破裂，虹膜脱出就达不到非穿透的效果了。术者在进行这样的手术时，在深层巩膜快到达Schlemm管时，前房穿刺，洗出部分黏弹剂，降低眼压，防止Descemet膜暴露。前房压力越低，Descemet膜与刀片接触时越不容易破损。同时松解固定线，减少对小梁组织的压力，这样做确实减少了Descemet膜的破损。

5. 睫状体手术

川濑和秀
岐阜大学大学院医学部研究所眼科学副教授

睫状体冷冻凝固术

准备冷冻凝固机器。

■手术技术

（1）球后麻醉：2%利多卡因球后麻醉，为了术后减少疼痛，可以加入0.5%布比卡因。

（2）术前准备：洗眼消毒，眼贴，上开睑器。

（3）冷冻凝固：前端4mm的青光眼用冷冻头冷冻到−85°，放在角膜缘后2~3mm处，一个象限凝固3~4个点，冷冻2~3个象限。初次治疗在下方冷冻6~7处。

（4）术后药物治疗：术后炎症反应重，眼压升高，需要积极抗感染、镇痛治疗。术后结膜下快速注射，激素眼药水点眼，口服消炎镇痛药物。若术后眼压上升，可以适当给予高渗透药点滴。

❶ 睫状体冷冻凝固

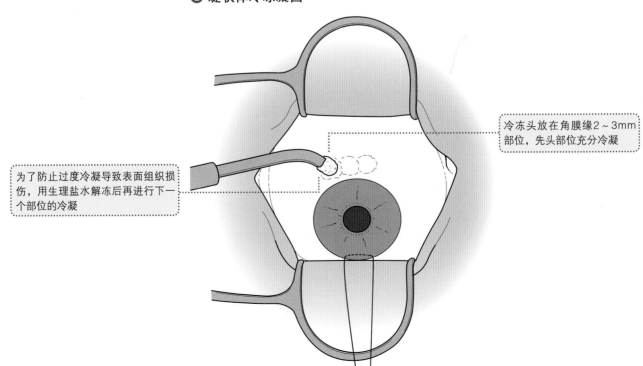

冷冻头放在角膜缘2~3mm部位，先头部位充分冷凝

为了防止过度冷凝导致表面组织损伤，用生理盐水解冻后再进行下一个部位的冷凝

经巩膜凝固术

Nd：YAG激光（1060nm）和半导体激光（780nm）长波长激光，能很好地穿透组织，达到凝固睫状体的目的。有接触型和非接触型，目前广泛应用的是接触型。

■手术技术

（1）球后麻醉：2%利多卡因球后麻醉，为了术后减少疼痛，可加入0.5%布比卡因。

（2）术前准备：洗眼消毒，眼贴，上开睑器。

（3）激光照射：照射条件：时间2s，能量2000mW，前后3/4周15～20点，听到睫状体蒸发所发出的声音最好，能量调整到1800mW。将探头放在距离角膜缘1.2mm的位置。G探头边缘与角膜缘吻合，照射方向与视轴平行，轻轻压迫巩膜，开始照射，主要凝固睫状体皱襞。避免3点位、9点位睫状后长动脉和结膜出血部位以及色素部位。

（4）术后药物治疗：术后炎症反应重，眼压升高，需要积极抗感染、镇痛治疗。术后结膜下快速注射，激素眼药水点眼，口服消炎镇痛药物。若术后眼压上升，可以适当给予高渗透药点滴。

（5）再照射：术后眼压控制不好，可以进行二次手术，但是最好间隔1个月。

❷ G探头

前部接头特殊，便于将能量作用于睫状体皱襞中央

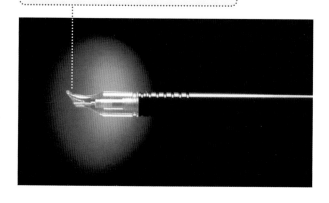

❸ G探头前部构造

前部凸出，轻轻压迫巩膜，可以出现压痕，帮助标记光导纤维前端

600μm

角膜侧

约4mm

光导纤维前端

700μm

1000μm

❹ 睫状体光凝固

探头的内侧接触角膜缘，与眼球垂直

照射中，经常用生理盐水冲洗眼球表面，用棉签拭去多余水分

❺ 睫状体光凝部位

探头前端标记的痕迹一个一个光凝，与角膜缘保持同样距离

探头内侧对准角膜缘，间隔一个光斑大小

避开3点位、9点位

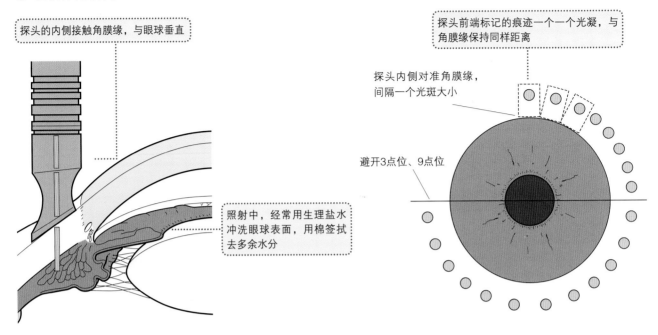

经眼内凝固术

常与玻璃体手术同时进行。

■手术技术

（1）玻璃体手术：先切除玻璃体。

（2）激光照射：应用氩激光或者半导体激光照射，照射条件：200～500mW能量，时间0.5～2s，90°～180°照射睫状体，让其形成色素脱失或者气泡。

（3）术后药物治疗：基本与玻璃体手术类似。

眼内激光光凝

用棉棒在外侧顶压巩膜

激光照射顶压部位，使其变白

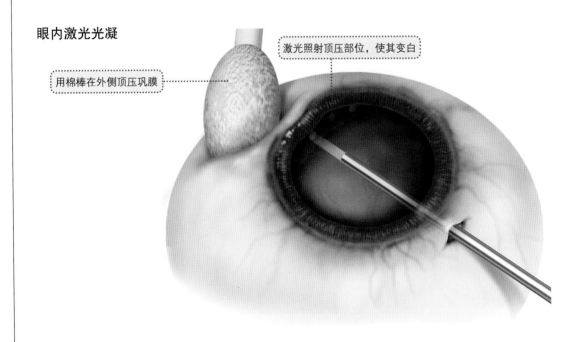

经瞳孔激光凝固术

应用于可以经瞳孔观察到睫状体的病例。

■手术技术

（1）术前准备：充分散瞳，表面麻醉。

（2）激光照射：用棉棒压迫巩膜，用氩激光照射，光斑大小在50～100μm，照射时间0.1～0.2s，能量0.7～1.0W。

（3）术后药物治疗：术后抗菌药物，激素点眼，适当地消炎镇痛。

6. 房角切开术

川濑和秀
岐阜大学大学院医学部研究所眼科学副教授

术前准备

全身麻醉，直接型房角镜（Swan-Jacob房角镜、Barkan房角镜、Worst房角镜等），房角切开刀（Swan房角切开刀、Worst房角切开刀等）。

❶ Swan-Jacob房角镜

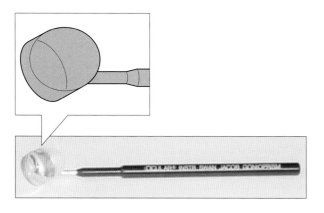

个人推荐

Swan-Jacob房角镜

房角切开术使用的房角镜主要有Barkan房角镜、Worst房角镜等，术者喜欢应用Swan-Jacob房角镜，手术中能够清晰地观察到房角，操作方便，观察范围广。但是由于日常工作中很少使用直接型房角镜，直接在手术中应用起来不习惯。应该在平时的临床工作中经常练习使用（山本）。

❷ 房角切开刀

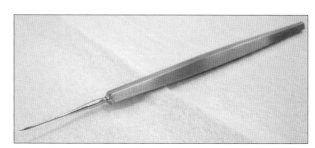

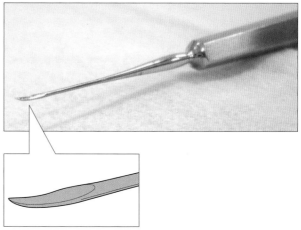

术者与助手的位置

助手位于术者对侧，固定与房角穿刺刀成90°角的两个直肌，通过旋转肌肉使眼球沿水平方向运动，辅助术者可以在大范围内对房角进行处理。

❸ 术者与助手的位置

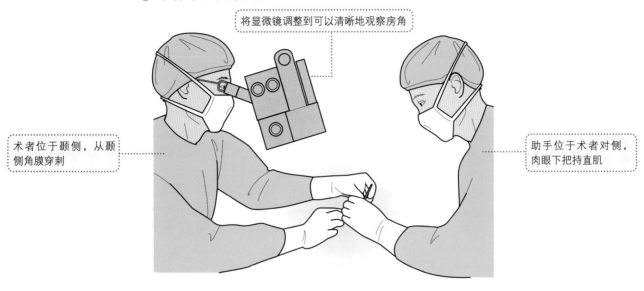

将显微镜调整到可以清晰地观察房角

术者位于颞侧，从颞侧角膜穿刺

助手位于术者对侧，肉眼下把持直肌

房角切开与穿刺

从颞侧透明角膜将房角切开刀穿刺入前房，直接穿刺，不需要在前房内注入黏弹剂。如果要注入黏弹剂，需要用V形刀做一个V形切口。房角切开后，吸出黏弹剂，缝合角膜。

❹ 角膜缘部位刺入房角切开刀

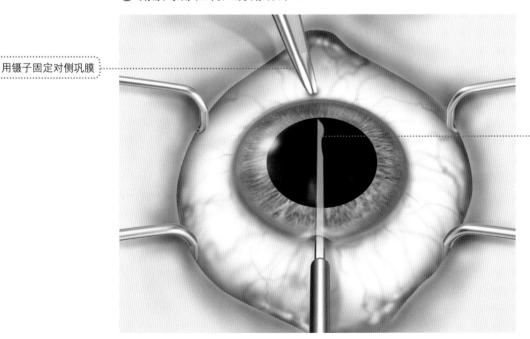

用镊子固定对侧巩膜

用房角切开刀的前端，经角膜穿刺入前房

房角切开

　　将房角镜放在角膜上，将穿刺口对侧的房角切开，搔爬样切开房角，切开的深度很浅。如果切开得比较深，会损伤房角，导致周边虹膜前粘连。

❺ 房角切开位置

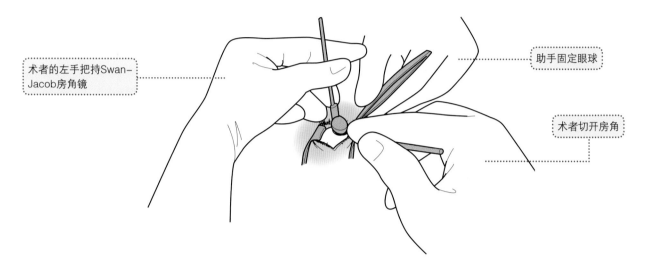

术者的左手把持Swan-Jacob房角镜

助手固定眼球

术者切开房角

❻ 房角切开的演示

为了便于观察房角，建议略微倾斜房角镜，从中央向一侧切开房角

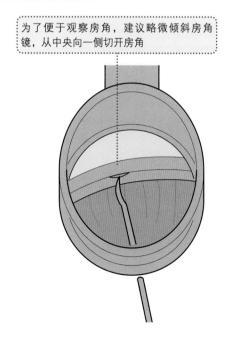

❼ 房角切开范围

依赖助手旋转眼球，大约45°切开

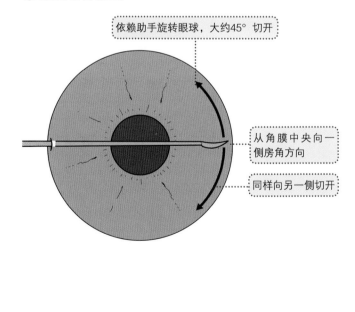

从角膜中央向一侧房角方向

同样向另一侧切开

❽ 切开房角

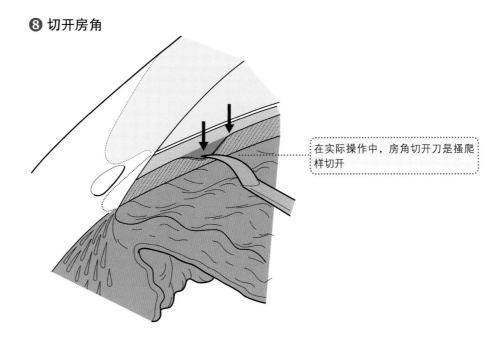

在实际操作中，房角切开刀是搔爬样切开

穿刺口缝合

用10-0尼龙线缝合穿刺口1针。

秘诀

☞**房角切开术实际是房角按摩术**

　　成功的房角切开术的关键，是清晰的房角观察系统和房角表面的按摩。虽然不能手把手教，但是可以体会到在接触到房角的瞬间，是从Schwalbe线到房角底部按摩，从房角镜可以清晰地看到一部分脱落的房角组织。实际上表明房角刀前端已经到达房角。在没有明确感受到是否到达房角时，房角刀已经接触到房角了（山本）。

7. 房角粘连分离术

森 和彦

京都府立医科大学大学院医学研究所视觉机能再生外科学讲师

基本手术技术

确认全周房角，分离粘连部位的房角。以前使用直接型房角镜，将显微镜与头部倾斜，旋转眼球，每个象限逐个检查。现在应用森氏房角镜，不用旋转眼球，直接旋转房角镜就可以了。在放置房角镜前制作3个侧切口，大约120°范围操作。

手术要点

手术中最重要的是确保视野清晰。在清晰观察到房角微细构造的前提下进行手术操作，不仅可以减少房角后退、前房出血等的发生概率，同时防止角膜内皮损害。如果联合白内障手术，最好先行房角手术，这样可以保证良好的观察视野。其次是保持前房稳定。应用大分子黏弹剂，以防止操作中前房变浅，有时还需要在后房内注入黏弹剂，置换房水。

❶ 充分放出房水，用黏弹剂置换

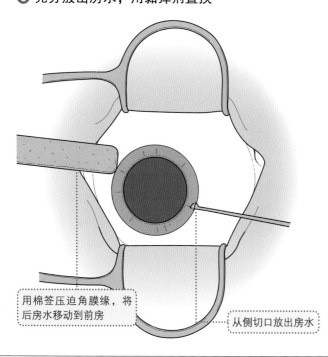

用棉签压迫角膜缘，将
后房水移动到前房

从侧切口放出房水

❷ 制作3~4个侧切口

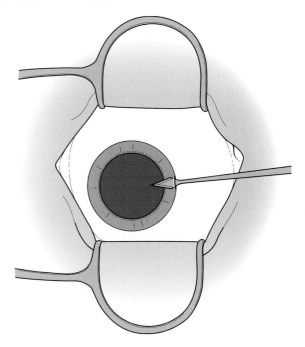

❸ 固定房角（老式）

左右方向

上下方向

通常

向下方注视

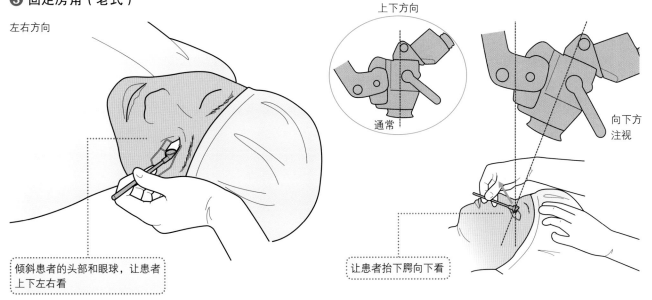

倾斜患者的头部和眼球，让患者
上下左右看

让患者抬下腭向下看

❹ 手术用房角镜（老式）

❺ Swan–Jacob房角镜（北大路式核分割刀）

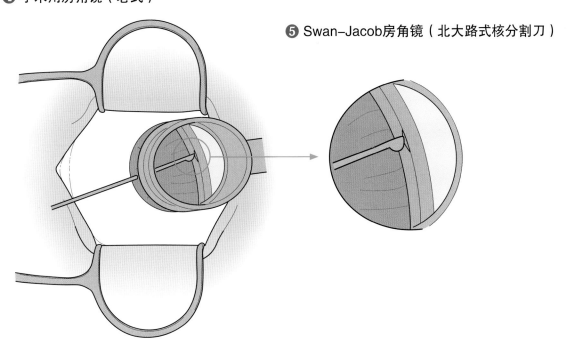

❻ 房角分离针（右侧用和左侧用）

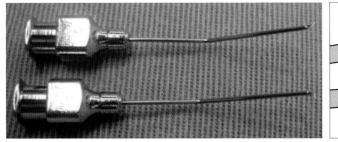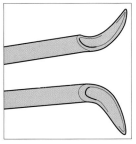

❼ 北大路式核分割刀

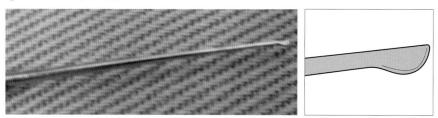

❽ 森式房角镜刀

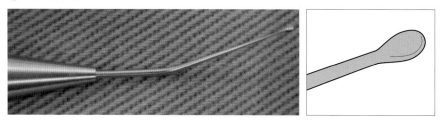

❾ 确认全周房角（森式房角镜）

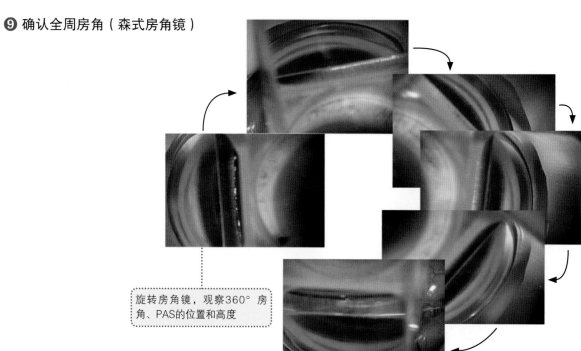

旋转房角镜，观察360°房角、PAS的位置和高度

❿ 把持型手术用房角镜（森式房角镜）

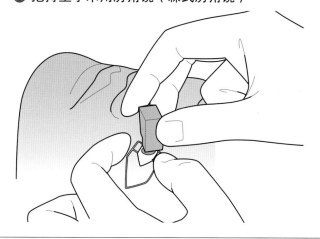

⓫ 森式房角镜刀分离房角

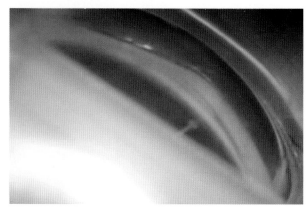

⑫ 分离要点（设定目标）

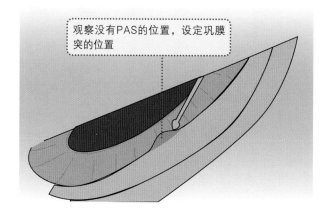

观察没有PAS的位置，设定巩膜突的位置

⑬ 分离要点

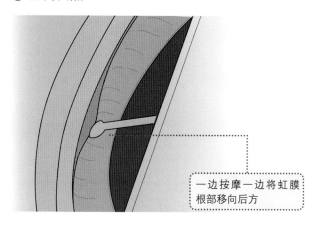

一边按摩一边将虹膜根部移向后方

⑭ 分离要点（防止出血）

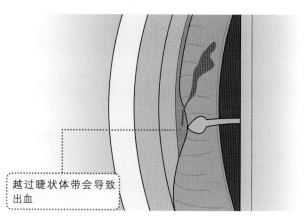

越过睫状体带会导致出血

个人推荐

森式房角镜

过去的手术用房角镜观察房角效果不好，需要不断地倾斜患者头部或者显微镜，非常耽误时间。森式直立型手术用房角镜（Mori Upight Surgical Goniolens，Ocular公司，⑮，⑯），内部安装双面棱镜，不用倾斜眼球和头部，可以360°观察房角。

⑮ 森式房角镜

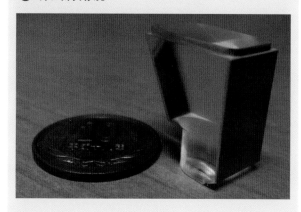

⑯ 森式房角镜的光学图

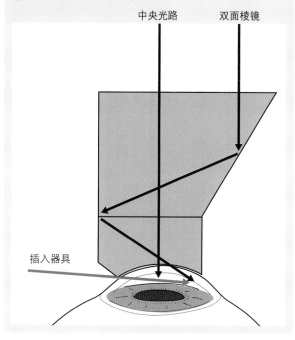

中央光路　双面棱镜

插入器具

8. 青光眼引流阀植入手术

千原悦夫
千照会千原眼科医院院长

　　青光眼引流阀植入手术包括带有房水外引流管的引流装置（glaucoma drainage device, GDD）和保护非穿透手术时制作的滤过池装置两种。

　　GDD很长时间没有得到医疗材料许可，但是最近有好几个得到批准，包括Baerveldt Glaucoma implant、Ahmed Glaucoma valve、Molteno implant和Express eye shunt等，前两个应用很广泛。

　　GDD分前房植入和后房植入两种（分第3代和第4代）。Baerveldt Glaucoma implant、Ahmed Glaucoma valve、Molteno implant等分别适应各自的手术。这几种在赤道部都有盘状吸收房水部位，Ahmed为了防止低眼压，有一个眼压调节阀，而Baerveldt和Molteno没有该项技术。没有调节瓣的引流装置容易一过性内腔阻塞，手术后眼压控制不良。但是由于设计简单，内腔不易闭塞。带有调节瓣的引流阀，手术后眼压控制良好，不易出现低眼压，但是瓣的部位管腔容易闭塞。

　　第3代与第4代相比，容易损伤角膜内皮，有浅前房虹膜刺激症状（纤维渗出等炎症）。第4代由于可以放在玻璃体内，避免了许多并发症。

❶ 植入手术的结膜切开

在植入手术前，在另外切口摘除晶状体，前房注入黏弹剂

白内障手术切口

切开结膜时，需要考虑引流阀位于两个肌肉中间

为了提高术野可视性，穹隆部为基底的结膜切开大约0.5mm

固定线

直角切开结膜

有必要固定牵引线

❷ 制作巩膜瓣
至少6mm×6mm巩膜瓣。

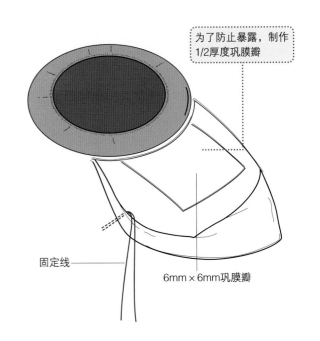

为了防止暴露，制作1/2厚度巩膜瓣

固定线

6mm×6mm巩膜瓣

❸ 第4代引流手术联合玻璃体手术

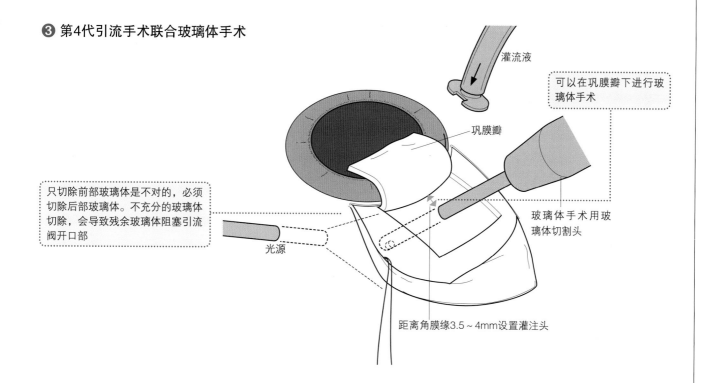

灌流液

可以在巩膜瓣下进行玻璃体手术

巩膜瓣

只切除前部玻璃体是不对的，必须切除后部玻璃体。不充分的玻璃体切除，会导致残余玻璃体阻塞引流阀开口部

光源

玻璃体手术用玻璃体切割头

距离角膜缘3.5~4mm设置灌注头

❹ 引流阀的固定方法

首先将引流阀的房水吸收部位固定到赤道部的巩膜上。调整pars plana clip、前房内引流管的位置。outlet device非常大，而且靠近赤道部，操作复杂。靠近角膜缘的部位有两个圆孔，通过这两个圆孔用9-0尼龙线固定在巩膜上。前房内引流管又叫pars plana clip，弯曲后在距离角膜缘

3.5~4mm的部位插入后房。这几个点固定后，引流阀基本不会怎么活动了。注意观察引流管道是否有弯曲、扭曲等，确认后就要决定引流管的长度，距离弯曲部位4mm剪成斜面，插入后房时斜面冲上。将pars plana clip用9-0尼龙线固定在巩膜瓣。两个圆孔尽量受力均匀。

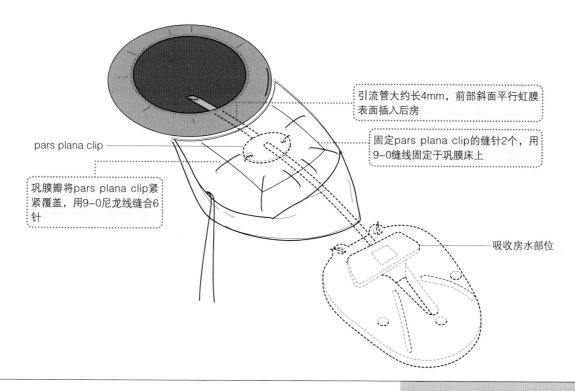

引流管大约长4mm，前部斜面平行虹膜表面插入后房

pars plana clip

固定pars plana clip的缝针2个，用9-0缝线固定于巩膜床上

巩膜瓣将pars plana clip紧紧覆盖，用9-0尼龙线缝合6针

吸收房水部位

❺ 代表性引流阀：Ahmed Glaucoma Valve

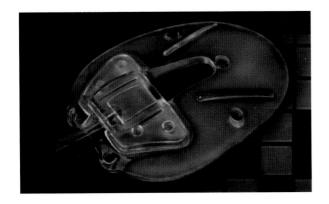

❻ 代表性引流阀：Baerveldt Glaucoma implant

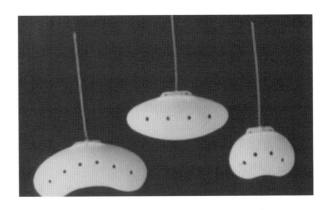

❼ 第4代引流阀手术后的模式图

国外应用干燥的心内膜覆盖，但是在日本是禁止使用生物材料的，大多数采用巩膜瓣或结膜覆盖，引流非植入后用巩膜瓣覆盖。

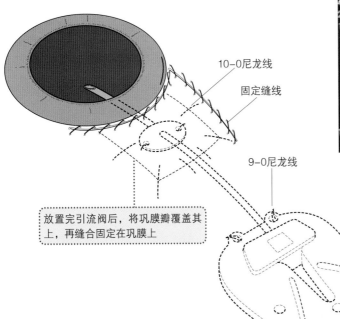

10-0尼龙线

固定缝线

9-0尼龙线

放置完引流阀后，将巩膜瓣覆盖其上，再缝合固定在巩膜上

❽ 前部OCT扫描结果

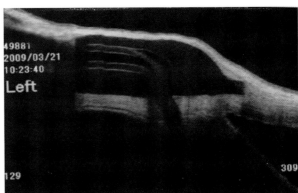

❾ 引流阀部位裂隙灯所见

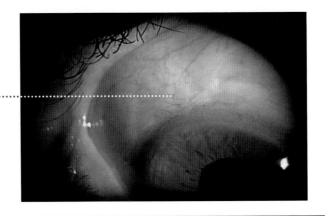

角膜缘无滤泡形成

⓾ 第4代引流阀手术后的断面模式图

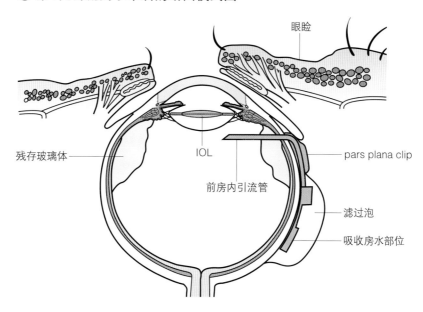

眼睑

残存玻璃体

IOL

pars plana clip

前房内引流管

滤过泡

吸收房水部位

⑪ 第4代引流阀手术后眼前部所见

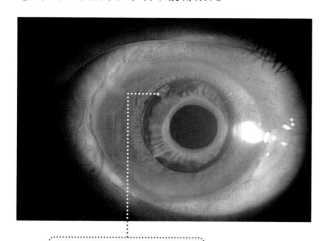

瞳孔边缘可见前房内引流管前端

⑫ 赤道部形成滤过泡

裂隙灯下无法看到引流阀形成的赤道部滤过泡，B超可以观察到两个箭头之间的滤过泡。

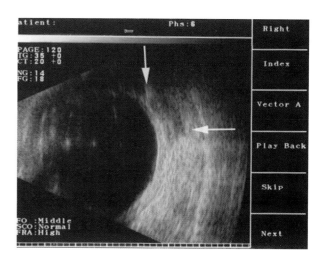

9. 新式青光眼手术的萌芽
（小梁切开术和Schlemm管切开术）

千原悦夫
千照会千原眼科医院院长

以往的青光眼手术都存在缺陷，例如手术每年有1%的滤过泡感染、滤过过强导致黄斑病变、无功能滤过泡导致眼压控制不良等很多问题。流出通道的手术虽然并发症少，但是眼压下降不充分，所以人们一直在探索新的手术术式。眼球内水的平衡主要是：睫状体每分钟产生1.6~2.6μL的水分，

为了维持15mmHg的眼压，只需要15μm的孔就可以了。房水流出通路上主要的阻力在小梁和周围结缔组织。以往的手术是切除部分小梁，但是由于人类的修复功能，滤过通道又被堵死。为了防止其修复，有人研究应用各种手段减少流出阻力，减少滤过泡。

❶ Glaukos micro-bypass stent的模式图

Glaukos micro-bypass stent手术室在Schlemm管内埋入锰材质制成的管，避免小梁的房水流出阻力。这种装置的依据是：房水是从集合管通道流出的。

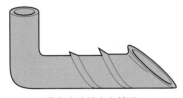

带有弯头的空心管道

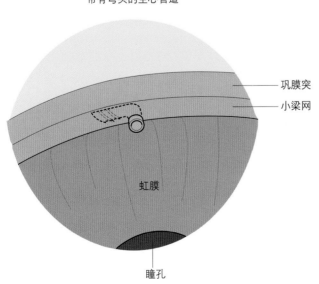

巩膜突

小梁网

虹膜

瞳孔

❷ 引流钉的前端

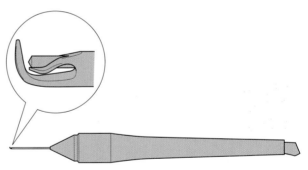

❸ 激光小梁切开模式图

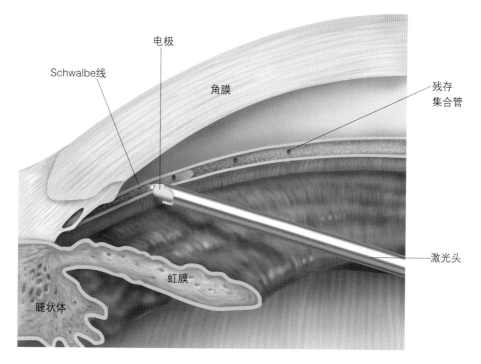

电极

Schwalbe线

角膜

残存
集合管

激光头

虹膜

睫状体

　　降低房水流出阻力，发明了与小梁切开手术类似的眼内小梁切开，如❷所示。设备分两个部分，包括凝固用的前端部分，其插入Schlemm管，接入电流，烧灼小梁，使其不能再生（❸）。

❹ Schlemm管切开术模式图

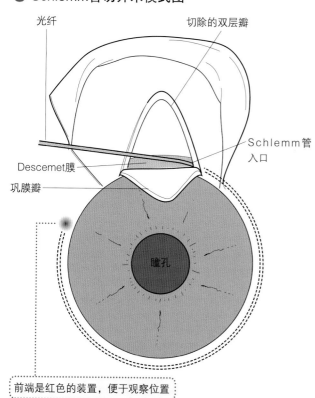

光纤

切除的双层瓣

Schlemm管
入口

Descemet膜

巩膜瓣

瞳孔

前端是红色的装置，便于观察位置

　　光纤头与小梁切除和小梁切开不同。手术中不切断小梁，手术后充分发挥Schlemm管和集合管的功能，被称为黏弹剂注入术、深层巩膜切开术、D-小梁切开术。这些手术都是类似于在小梁以后的部位制作一个房水湖，从而激活流入集合管的功能，增加睫状体上腔和结膜下通道，达到降低眼压的目的。如❹所示。2008年8月通过FDA认证，是一种管成型手术，暴露Schlemm管，插入250μm光导纤维，前端带点灭装置指引，引细线360°入Schlemm管内，并结扎和缝合，达到降低眼压目的。据日本的三宅报道，可以降低40%的眼压，与小梁切开术降低37%的眼压效果相比，可能具有优势。